ÉCRIRE
UNE SÉRIE TÉLÉ

Toutes les astuces pour rédiger une bible efficace

Groupe Eyrolles
61, bd Saint-Germain
75240 Paris Cedex 05

www.editions-eyrolles.com

© Groupe Eyrolles, 2016
ISBN : 978-2-212-56379-5

Karine de Falchi

ÉCRIRE UNE SÉRIE TÉLÉ

Toutes les astuces pour rédiger une bible efficace

EYROLLES

À Michel,
je sais que ce livre t'aurait plu et t'aurait rendu fier.

Quelques mots...

J'ai longtemps cherché un livre qui me permettrait d'avoir les clés pour écrire une bible de série. Tout le monde évoquait ce mot, « bible » et, tel un recueil des plus secrets, une potion bien gardée par les druides, il était impossible de trouver sa formule magique. J'ai donc décidé de vous faire partager le fruit de mes recherches, de mes rencontres et de mes expériences personnelles dans ce livre, qui est celui que j'aurais aimé avoir entre les mains.

Écrire une série télé présente les techniques pour rédiger une bible de série télévisée qui vous permettra de présenter votre projet à un producteur et, peut-être, de le convaincre. La bible est la première étape dans la création d'une série et elle est décisive dans le développement du projet. En effet, elle présente les codes et les éléments essentiels qui se trouveront dans la série. Ce sont les fondations, une sorte de fiche d'identité, le document de référence par excellence.

Cet ouvrage, unique en France, s'adresse à toutes les personnes qui ont envie de créer un univers et d'écrire des histoires mais qui ne savent pas comment s'y prendre. Scénaristes en herbe, étudiants en cinéma, acteurs rêvant d'écrire, professionnels de l'audiovisuel ou passionnés de séries, tous pourront se lancer dans l'aventure grâce à ce livre en suivant pas à pas les conseils et la méthode donnée.

Nous commencerons notre parcours par un panorama, non exhaustif, des types et des genres de séries, avec un focus sur les Web-séries et les séries digitales. Nous ferons ensuite escale dans des pays tels que l'Angleterre, les Pays scandinaves, les États-Unis ou encore Israël, pour mieux connaître leurs séries et comprendre leurs mécaniques. Nous nous arrêterons aussi en France afin de faire un rapide tour d'horizon des séries et des diffuseurs.

Nous en viendrons enfin au cœur de ce livre, à savoir la rédaction de la bible avec ses différentes parties. Il y a mille et une façons d'écrire et de présenter une bible ; cet ouvrage se propose d'être un début de réflexion, une ouverture, un guide. Notre périple se terminera par un cahier pédagogique contenant des conseils, des informations, des exemples et des exercices à réaliser pour vous aider à créer votre bible. Pour vous accompagner dans ce parcours initiatique, j'ai parsemé ce manuel d'entretiens avec des personnalités du monde télévisuel afin de vous faire partager leurs expériences, leurs visions et leurs façons de faire.

Quoi de plus excitant que d'inventer des histoires, d'imaginer des personnages et de fabriquer une série ? Suivez-moi, attachez votre ceinture et partons ensemble à la découverte de la bible !

Chapitre 1
La série télé dans tous ses états

Qu'est-ce qu'une série télé ?

Depuis l'enfance, sans s'en rendre compte, nous regardons des séries télé : *Oui-Oui* et sa belle voiture jaune et rouge, *Peppa Pig, Dora l'exploratrice* ou *Olive et Tom*… Mais alors, qu'est-ce qu'une série télé ? C'est un rendez-vous quotidien, récurrent, une fiction télévisée en plusieurs parties d'une même durée appelées « épisodes ». L'histoire, le décor ou le thème et les personnages font le lien entre les épisodes.

Une série a pour objectif de rendre les téléspectateurs addicts, comprenez « drogués ». La narration est fondée sur un cycle de reprises et de variations afin de les fidéliser.

La série met en scène, à chaque fois, les mêmes personnages, un peu comme lorsqu'on retrouve sa bande d'amis pour refaire le monde. Dans une logique feuilletonnante, les personnages évoluent en fonction d'un canevas appelé « arches narratives ». Dans les séries chorales, avec plusieurs héros, les personnages évoluent beaucoup tandis que, dans les *sitcoms*, ils sont figés et stéréotypés pour faire fonctionner la mécanique comique et provoquer le rire. Les personnages secondaires sont également récurrents alors que les *guests*, souvent des acteurs connus, sont appelés à la rescousse pour pimenter les épisodes et faire plaisir aux téléspectateurs.

Les décors doivent être les mêmes à chaque épisode pour que l'audience puisse retrouver ses marques et les identifier rapidement. La récurrence des lieux rime aussi avec économies pour les producteurs. Au bout d'une saison, lorsque la série est installée, on peut rajouter des décors ou carrément en changer pour créer une respiration. C'est le cas dans *Grey's Anatomy* lorsque Dereck emmène tous ses amis pêcher, loin de l'hôpital.

Pour écrire une série, il convient de connaître et de respecter quelques règles de narration. Chaque épisode de la série doit avoir le même format : 3, 5, 7, 12, 26, 52, 90 minutes. Chaque épisode est composé de la même manière, avec trois actes, ou plus, comprenant l'exposition, le développement et le dénouement. Aux États-Unis, la narration est différente à cause des publicités ; le développement est partagé en deux ou trois parties qui créent ainsi quatre ou cinq actes. S'il y a trois intrigues dans le premier épisode, il devra y en avoir trois dans tous les épisodes. Dans les séries chorales, il peut y avoir quatre, cinq ou six intrigues en fonction du nombre de personnages principaux.

Les séries sont présentées par « saison », et non pas par année. Aux États-Unis, chaque saison contient entre dix et quinze épisodes pour les séries diffusées sur les *networks*. Petit rappel pour les non-initiés, un *network* est une chaîne diffusée sur le câble. « A & E », « FX », « SyFy » sont des *networks*. Les séries que l'on retrouve sur les grosses chaînes sont composées d'une vingtaine d'épisodes. En France, en général les séries de 90 minutes comme *Une famille formidable* ou *Clem* ont entre trois et cinq épisodes pour une saison. Les 52 minutes sont constitués de six ou huit épisodes.

Comme il faut absolument « accrocher » le spectateur dès les premières secondes de l'épisode, un *teaser* peut être placé avant le générique pour donner le ton de l'épisode. Dans une série policière, le *teaser* peut montrer en quelques secondes le meurtre qui sera résolu pendant l'épisode. À la fin des épisodes de séries feuilletonnantes, les scénaristes placent en général un *cliffhanger*, c'est-à-dire un épilogue accrocheur qui laisse le téléspectateur dans l'attente, avide de connaître la suite.

Feuilleton, *shortcom*, *sitcom*... les principaux types de série

L'anthologie

Si je vous dis *True Detective*, vous me dites ? Matthew McConaughey... bon OK... Et si je vous dis *American Horror Story* ? Vous devez me répondre que ces deux séries sont des anthologies, c'est-à-dire que seul le thème fait le lien entre les épisodes ou les saisons. Une saison égale une histoire et une histoire égale des personnages que l'on ne retrouvera pas forcément l'année d'après. Les saisons sont bouclées. Les codes de base, à savoir l'identité visuelle et le style, restent à chaque saison.

C'est un type de série difficile à mettre en œuvre car il ne permet pas de fidéliser le spectateur qui peut avoir aimé la première saison et être déçu par la suivante.

Le feuilleton télévisé

Parmi les feuilletons télévisés français, on retrouve *Janique Aimé* ou encore *Belphégor*. Ils mettent en scène une histoire qui se déroule épisode après épisode, avec un début, un milieu et pas toujours de fin. C'est LA recette pour créer une véritable addiction chez le spectateur.

La mini-série

Les oiseaux se cachent pour mourir vous ont fait pleurer ? Eh bien, sans le savoir, vous regardiez une mini-série ! C'est une histoire composée de deux à douze épisodes, pour une durée totale de trois à douze heures de diffusion. Ce concept se situe entre le film et la série. *3 fois Manon, Au-delà des murs* sont des mini-séries françaises !

Notez que certaines mini-séries peuvent devenir des séries, si l'engouement du public est fort. C'est le cas de *Chefs* diffusé sur France 2, qui mijoterait une saison 2 !

La scripted reality

Qui n'est pas resté scotché devant *Au nom de la vérité, Le jour où tout a basculé* ou *Face au doute* ? N'ayez pas honte, levez la main ! La *scripted reality*, ou « réalité scénarisée », se situe entre la téléréalité et la fiction et réussit le pari de vous rendre accro ! Il s'agit de la reconstitution pseudo-documentaire d'un fait divers qui tourne autour d'un thème : arnaque, mensonge, trahison, abus de confiance, maladie… Chaque épisode de 26 ou 42 minutes raconte une nouvelle histoire avec de nouveaux acteurs. Une voix *off* explique et rappelle la situation au fur et à mesure de l'histoire, ainsi que des faces caméras pour connaître les pensées des personnages. Un épisode est tourné en deux ou quatre jours avec des coûts de production très bas et des équipes très réduites.

La série bouclée

Columbo, Navarro, Julie Lescaut ont des épisodes qui se suivent indépendamment les uns des autres : ce sont donc des séries bouclées. Les intrigues sont résolues à la fin de chaque épisode et le spectateur retrouve toutes les semaines les mêmes personnages et les mêmes lieux.

L'avantage pour les producteurs est la possibilité d'une multidiffusion sans ordre chronologique.

La série feuilleton

Lorsque dans un *shaker,* on mélange une cuillère de série bouclée et une pointe de feuilleton télé on obtient une série-feuilleton également dénommée série feuilletonnante ! En effet, le feuilletonnant regroupe les caractéristiques d'une série bouclée et d'un feuilleton. Tandis que certaines intrigues vont être résolues dans chaque épisode, d'autres vont se dérouler sur plusieurs épisodes, voire plusieurs saisons. C'est le cas des séries comme *Urgences, Drop Dead Diva* ou encore *Grey's Anatomy* pour ne citer qu'elles.

La shortcom

La France est plutôt bien placée en termes de création de *shortcom*, alors « cocorico » ! La *shortcom*, ou pastille comique, d'une durée variant de 1 à 7 minutes, se situe entre le sketch et la comédie.

Parmi nos succès, *Caméra Café, Bref* et même *La Minute vieille* avec nos mamies préférées.

La sitcom

Beaucoup de types de séries ont un nom anglais. La *sitcom* ne déroge pas à cette règle. La contraction de *situation comedy* – traduite en français par « comédie de situation » – est une série humoristique dont le but est de déclencher un rire toutes les trente secondes. D'une durée variant entre 22 et 26 minutes, la sitcom répond à des codes précis : personnages stéréotypés qui n'évoluent pas, décors réduits et souvent en studio, coûts de production peu élevés, tournage en public. *Friends, Le Prince de Bel-Air, H, Blague à part* sont des sitcoms.

Diffusée dans les années 1950, *I Love Lucy* est considérée comme l'ancêtre des sitcoms, tournée avec plusieurs caméras en vue d'un montage, devant un public qui réagit aux blagues. Petite révolution pour l'époque !

Le soap opera

Un *soap opera…* non, ce n'est pas sop… orifique ! Originaire des États-Unis, plusieurs familles y sont mises en scène avec leurs conflits, leurs histoires d'amour, leurs trahisons… et de nombreuses intrigues non résolues. Les *soaps* sont diffusés quotidiennement en journée à destination de la fameuse ménagère ! *Soap* signifie « savon », car, à l'origine, ce type de série était sponsorisé par des marques de lessive qui voyaient là une opportunité d'augmenter leurs ventes.

Il existe deux catégories de *soaps*, les *daytime soaps*, comme *Les Feux de l'amour* et *Plus belle la vie*, qui fournissent à leur diffuseur deux cents épisodes par an en moyenne et les *prime time soaps* comme *Melrose Place* ou *Beverly Hills* qui atteignent une trentaine d'épisodes par an pour une diffusion hebdomadaire en soirée.

La telenovela

Une *telenovela* (littéralement « roman pour la télévision ») également appelée *novela* est un feuilleton quotidien populaire d'Amérique latine. La différence avec le *soap*? Dès son lancement une fin est prévue après deux cents ou trois cents épisodes.

Très peu connue hors d'Amérique Latine, la *telenovela* colombienne *Yo soy Betty, la fea* a donné lieu à dix-huit adaptations différentes dans le monde et est apparue sur nos écrans sous le nom de *Ugly Betty*.

Comédie, policier, aventure... les principaux genres de série

L'action/l'aventure

Le genre action/aventure a longtemps été considéré comme trop cher à réaliser pour le petit écran. Synonyme de poursuites, d'affrontements et de voyages, ce genre a connu du succès avec des séries comme *Heroes*, *Smallville* ou encore *Siberia*.

L'animation

Les séries télévisées d'animation, également appelées « dessins animés », ont bercé notre enfance et sont en général destinées aux enfants ou aux grands enfants que nous sommes ! Certaines s'adressent aux petits : *Oui-Oui*, *Bob l'éponge* ou *Dora* ; certaines ont une cible moins jeune public comme *Les Simpson* et *Family Guy* et d'autres, enfin, sont carrément déconseillées aux enfants comme *South Park,* une série très controversée.

La comédie

La comédie est un des genres préférés des téléspectateurs. Elle correspond généralement aux *sitcoms* (26 minutes) et aux *shortcoms* (entre 1 et 7 minutes). Il existe cependant une hybridation de genre avec les comédies dramatiques comme *Ally McBeal* ou *Desperate Housewives* qui ont une durée de 42 minutes (sans les publicités) et qui alternent humour et gravité.

Le dramatique

La plupart des séries réalistes de 52 minutes comme les séries policières, médicales, judiciaires ou politiques sont des séries dramatiques. Une sous-catégorie s'est créée : le *teen drama*, avec des séries pour adolescents comme *Veronica Mars* ou encore *Dawson*.

Le fantastique

Bien que les producteurs français soient encore quelque peu frileux avec ce genre, le fantastique a beaucoup de succès outre-Atlantique. Il traite de sujets surnaturels. Des séries comme *The Strain* ou avec des superhéros, par exemple *Powers* ou *Superman*, font partie du genre.

La guerre

Souvent liée au genre historique, la série de guerre est bien représentée : *Frères d'armes* ou *M*A*S*H* qui évoque la guerre de Corée, par exemple. Une série comme *Papa Schultz* (*Hogan's Heroes* en version originale), qui se déroulait pendant la Seconde Guerre mondiale, est une série hybride qui mélange *sitcom* et série de guerre.

L'histoire

En Europe, la série historique est en plein renouveau avec *Les Borgias, Les Tudors, Reign, Versailles* ou encore *Rome*. Souvent attaché à un personnage ou à une famille, ce genre en costume nécessite des budgets conséquents. C'est une valeur sûre en termes d'audience, car les spectateurs apprécient l'Histoire avec un grand H.

Le judiciaire

Objection votre honneur ! Le genre judiciaire est à mi-chemin entre le policier et le dramatique. En général porté par un ou une avocate comme dans *Drop Dead Diva*, *The Practice*, *How to Get Away with Murder* ou encore *Avocats et associés*, le judiciaire étudie l'action judiciaire après qu'un crime a été commis. Malgré les différences de procédures entre les pays, c'est un genre qui a beaucoup de succès.

Le médical

Qui n'a pas rêvé d'être secouru par le docteur Mamour ou soigné par Meredith Grey ? Les intrigues du genre médical se déroulent toujours dans un hôpital et sont le plus souvent bouclées. Certaines séries médicales font des incursions dans le genre policier, comme *Dr House* qui mène l'enquête pour trouver la maladie de ses patients. D'autres séries s'intéressent aux malades et aux médecins, c'est le cas d'*Urgences* et de *Grey's Anatomy*.

Le policier

On ne peut pas parler de série policière sans évoquer *Hill Street Blues*, l'ancêtre du genre. Les séries policières ont beaucoup évolué au fil du temps et fonctionnent bien auprès du public qui aime mener l'enquête aux côtés du héros. Certains policiers s'intéressent à la procédure, c'est le cas de la série *Police judiciaire*, d'autres à l'énigme comme *Columbo*, d'autres à la science comme *Les Experts* ou à la cyber-criminalité comme *CSI Cyber*.

Le politique

Pour tout savoir sur les coulisses de la politique américaine, regardez *À la Maison-Blanche, Scandal* ou *Commander in Chief*. En France, France 2 a proposé une série politique intitulée *Les Hommes de l'ombre,* qui a connu deux saisons, et devrait en proposer une troisième. Au casting, Nathalie Baye, Bruno Wolkowitch ou encore Grégory Fitoussi.

Les remakes

Un *remake*, littéralement « refaire » en anglais, est la reprise d'un film ou d'une série dont l'histoire a déjà été diffusée. C'est en général plus rassurant pour les producteurs car le *remake* minimise la prise de risque en s'appuyant sur le succès de la série ou du film dans son pays d'origine. Néanmoins, quelques exceptions confirment la règle ; la série *Minority Report*, tirée du film du même nom, n'aura pas de saison 2 suite aux mauvaises audiences réalisées. En France, certaines séries ont été adaptées à l'étranger, comme *Caméra Café* qui a vu le jour au Québec ou *Les Revenants* qui a sa version américaine avec *The Returned*.

La science-fiction

Même si la vérité est ailleurs… sachez que tout est possible grâce à la science-fiction qui traite de sujets qui n'existent pas encore mais qui pourraient exister un jour. Ce genre est souvent associé aux mystères de l'univers, aux extraterrestres et au futur. Créé en 1963, *Doctor Who* est la première série britannique de science-fiction et la plus longue ! D'autres séries comme *Star Trek* ou *X-Files* ont contribué aux grandes heures du genre.

Le show ethnique

Le monde évolue, la télévision et les genres des séries aussi… La preuve avec le *show* ethnique qui met en valeur la diversité. La population afro-américaine considérée comme la plus consommatrice de programmes télévisuels, est un marché encore à conquérir. Trois grandes catégories de *show* ethnique mettent en scène et représentent la population noire : celle où des personnages noirs sont intégrés dans le monde des Blancs (*How to Get Away with Murder*), celle où des personnages noirs ont les mêmes problèmes que les Blancs (*Le Prince de Bel-Air*) et celle où les personnages noirs pointent les différences (*Le Cosby Show*).

La dernière série en date à avoir rencontré un très beau succès est une hybridation ; il s'agit d'*Empire*. Entre show ethnique, musical et *soap*, la série est composée de deux saisons et a été diffusée en France sur les chaînes du groupe M6.

Le western

Le genre western est le premier à avoir vu le jour dans le paysage des séries américaines des années 1960. Souvent considéré comme oublié ou dépassé, il a été relancé de manière décalée par *Templeton*, une série française de 26 minutes qui oscille entre humour et western !

Le zombie

Tendance très récente, les séries qui mettent en scène des zombies se multiplient, surtout depuis le succès grandissant de *The Walking Dead* et de son *spin-off* : *Fear the Walking Dead*. Avec un maquillage très réaliste et une démarche saccadée, les zombies américains sont terrifiants ! Pour ceux qui aiment les hybridations, je vous conseille *iZombie,* une série qui mélange gentils zombies et enquêtes policières.

➜ Retrouvez au chapitre 4 : « Votre boîte à outils »
  – Éléments pour écrire un épisode de *scripted reality*.
  – Les séries qui ont marqué l'histoire.
  – Structure d'un épisode de *H*.
➜ Le Lexique.

Le phénomène des Web-séries

Qu'est-ce qu'une Web-série ?

C'est une série diffusée sur le Web. Les épisodes sont plus courts qu'à la télévision, avec une durée de 1 à 13 minutes en général, parfois un peu plus. La Web-série doit être concise et percutante pour accrocher rapidement l'internaute. Contrairement aux séries diffusées en télévision, les Web-séries sont souvent plus originales, plus ambitieuses et plus libres dans les propos et les thèmes abordés. En effet, seule la vision de ses créateurs à voix au chapitre puisqu'il n'y a pas de censure au niveau du diffuseur.

Le format, la démocratisation des moyens de tournage, de post-production et l'accès à Internet permettent à tout un chacun de se lancer dans la création et la réalisation d'une Web-série. Après beaucoup de premières productions très amateurs, des contenus de plus en plus élaborés voient le jour, dont certains ont même passé les portes des chaînes télévisées.

En 2012, plus d'une centaine de Web-séries francophones ont été répertoriées.

Les séries du Net

On utilise de plus en plus le terme de « séries digitales » pour parler de séries diffusées sur le Net. Ces séries se différencient des Web-séries par la qualité d'image, l'écriture et les moyens mis en œuvre. Les diffuseurs télé s'intéressent peu à peu à ces séries soit pour les diffuser sur leurs chaînes, soit pour les inclure sur leurs plateformes digitales et leurs box (CanalPlay, Studio 4 ou encore MyTF1 XTRA). Les séries digitales sont un véritable réservoir de talents et d'idées.

Rencontre avec Anne Santa Maria

Diplômée de ESG et de la Fémis, Anne Santa Maria s'est rapidement intéressée aux séries, en mettant à l'antenne pour TF1 Femmes de loi *ou encore* RIS police scientifique. *Elle se dirige en 2011 vers le digital et produit* Osmosis, *diffusée sur* Arte Créative.

Vous avez rejoint le groupe Telfrance en tant que productrice au sein de Taronja Prod, axé sur les nouvelles écritures et le digital. Parlez-nous-en.

Taronja Prod développe et produit des séries de fiction pour le *prime time* ainsi que des séries digitales destinées aux plateformes gratuites ou payantes. On fait du policier, du thriller, de la comédie, de l'anticipation, avec des programmes plutôt feuilletonnants.

Vous avez créé en 2012 le réseau de jeunes talents Telfrance Network. Qu'en est-il ?

Le réseau organise une série de concours par an comme le Meilleur Cliffhanger du Web, la Meilleure Sitcomédie du Web en partenariat avec DailyMotion, le concours de la Meilleure Web série de *brand content* au Cristal Festival et le Meilleur Pitch européen de Web-série au Marseille Web Festival. Telfrance Network a aussi parrainé la résidence d'écriture du Marseille Web Fest en sélectionnant sept auteurs européens. Ce réseau est, en quelque sorte, un accélérateur de talents. Les créateurs peuvent nous suivre sur Facebook et Twitter, *via* les comptes Telfrance Network.

Quelles sont les étapes qui attendent chaque créateur qui vous envoie un projet ?

Nous laisser un peu de temps pour lire et étudier leurs projets pour que nous puissions leur répondre en les guidant sur leur développement ou les rencontrer si leur projet nous intéresse. Ensuite, nous partons en écriture avec eux.

Lorsque vous recevez des projets de séries, qu'est-ce qui est important pour vous ?

Un dossier clair avec une idée originale et une promesse narrative et artistique. Il peut également y avoir des éléments vidéo, sonores, graphiques ; tous les supports sont les bienvenus tant qu'ils participent à la cohérence du projet. Par contre, on peut refuser un projet si on a déjà traité le même thème par exemple, ou si on sent que l'auteur part dans tous les sens sans ligne de force.

Si un créateur pitche son projet, à quoi faites-vous attention ?

Le pitch écrit et le pitch oral sont un tout selon moi. L'idée est de bien comprendre à l'oral ce que défend l'auteur pour mieux l'accompagner si nous devons collaborer.

Pourquoi un tel engouement pour les Web-séries ?

De plus en plus, la jeune génération délaisse le poste de télévision et ses programmes vieillissants pour se tourner vers le Web et les supports qui en découlent : smartphones, tablettes, ordinateurs, consoles de jeux, etc. Avec l'explosion des réseaux sociaux, l'échange de données rapides ou encore les productions transmédias, l'offre de nouveaux programmes s'est vue bouleversée et augmentée. De nouvelles plateformes concurrentes de la télévision ont été créées comme YouTube, DailyMotion, Netflix, Amazon… et ont permis aux amateurs, souvent sans moyen, de rivaliser avec des productions professionnelles. Tout est possible sur le Web pour les jeunes créateurs.

En France, pour répondre à cette nouvelle demande, les chaînes de télévision ont décidé de se tourner vers ce secteur et de créer des plateformes vidéo sur Internet. C'est le cas par exemple de France 4 avec Studio 4, de TF1 avec XTRA et de Canal + avec CanalPlay.

Studio 4, la plateforme de Web-séries gratuites de France Télévisions

Créée en octobre 2012, Studio 4, anciennement Studio 4.0, est la plateforme de Web-séries de France Télévisions ; à sa tête : Boris Razon, directeur des nouvelles écritures et du transmédia, Voyelle Acker, directrice adjointe et Ségolène Zaug, responsable de projets.

En proposant des Web-séries originales, aussi bien françaises qu'étrangères, Studio 4 se définit par la liberté de son offre. Ce laboratoire de nouvelles formes d'écriture souhaite participer à l'éclosion des acteurs de demain en les produisant et les diffusant. Studio 4 s'autorise tout avec une obsession majeure : refléter le quotidien sans se prendre au sérieux et avec audace. Seuls le talent et le désir comptent sur cette plateforme conçue pour s'adapter à la consommation des internautes en leur proposant une diffusion axée sur le partage et l'échange des contenus *via* les réseaux sociaux. Peu de contraintes : le goût de la forme courte, l'art de tenir son public en haleine d'un épisode à l'autre et un regard acéré sur notre monde.

En résumé, Studio 4 propose des programmes courts inédits, avec un ton innovant, corrosif et décalé. Les genres sont variés pour représenter la richesse de la création originale et chaque Web-série a un univers qui lui est propre. Studio 4, c'est trente-cinq Web-séries, plus de neuf cents épisodes et 50 heures de vidéo !

CanalPlay, la plateforme digitale de Canal +

Si le catalogue des séries hébergées par CanalPlay était déjà bien fourni, il s'est encore enrichi ! En effet, à la rentrée 2014, CanalPlay a annoncé vouloir explorer un nouveau domaine : celui des Web-séries et des formats courts regroupés sous le menu « Corner Digital Séries ». La seule ligne éditoriale de cette innovation : n'avoir aucun parti pris !

Pour Manuel Alduy, directeur de Canal OTT, et Patrick Holzman, directeur de CanalPlay, ces séries au format plus court ont pour but d'attirer une cible plus jeune et connectée en lui proposant des séries haut de gamme, bien réalisées et parfois spectaculaires. Pour réussir ce pari, CanalPlay compte produire ses propres séries et lancer deux labels de séries digitales, Digitale Revelations et French of Humour. Digital Revelations est consacré à des Web-séries américaines, comme *H +*, *The Village Green* et *Bait*. De son côté, Digital French of Humour, en partenariat avec Studio Bagel (acquis courant 2014), accompagne la création et la distribution de nouveaux formats. Pour aller plus loin et toucher un maximum de personnes, des séries adaptées aux usages mobiles de CanalPlay sont également disponibles.

Malgré ces innovations, le tarif d'abonnement ne change pas ; il est à 7,99 euros pour un usage mobile et tablette et à 9,99 euros pour un usage sur TV et second écran ; le tout sans engagement. Avec ces cinq cent vingt mille abonnés en juillet 2014, CanalPlay vise le million d'abonnés.

XTRA, la plateforme digitale de MyTF1

Quelques mois après la refonte complète de sa plateforme de rattrapage MyTF1, le groupe TF1 s'est lancé en septembre 2015 dans une nouvelle aventure : le digital. Avec le lancement de XTRA accessible sous forme d'onglet au sein de MyTF1, le catalogue de la plateforme rassemble plus de trois cents contenus exclusifs, 100 % digitaux, sur des thématiques dédiées aux internautes en quête de nouveaux contenus. Le but est que MyTF1 soit une destination en soi et non plus uniquement un site de rattrapage pour les 16 millions de visiteurs uniques qui le consultent chaque mois.

Visant une cible jeune, XTRA propose du contenu exclusif comme *Palmcakes* et *La Skizz Family*, des séries digitales telles que *Mortus Corporatus*, ou encore une sélection de séries cultes et *vintages* avec par exemple *Olive et Tom*. À l'occasion du lancement de XTRA, Chris Marques, le champion de salsa et juré de « Danse avec les Stars » a été l'un des premiers à y créer sa propre chaîne avec au programme des tutoriels de danse, des vidéos décalées, des interviews exclusives et des coulisses de programmes TV.

Les success-stories *françaises*

L'une des premières séries françaises à avoir fidélisé un public grâce à sa présence sur les réseaux sociaux s'intitule *Le Visiteur du futur* créé par François Descraques. Née en 2008, la série comptabilise des millions de vues sur le Net, quatre saisons, la création de *goodies*, de DVD et une diffusion sur France 4.

L'autre série événement, c'est *Noob*, créée par Fabien Fournier. Diffusée depuis novembre 2008 sur la chaîne Nolife, la série est numéro 1 au box-office des Web-séries françaises depuis 2009 avec plus de 60 millions de vues sur Internet. En mai 2013, les fans ont été invités à financer un film *via* la plateforme de *crowdfunding* Ulule. Ce film avait pour objectif de clôturer les intrigues des cinq premières saisons. Le succès rapide est phénoménal et incroyable… Après vingt et un jours de présence sur la plateforme, le projet atteint 300 000 euros. À la fin de la période de financement, la somme récoltée dépasse les 680 000 euros avec près de douze mille contributeurs.

À la rentrée 2014, *Noob* a remporté le prix de la meilleure Web-série internationale à Hollywood, lors des Streamy Awards de Los Angeles. Cette cérémonie est présentée tous les ans par l'International Academy of Web Television afin d'accorder la reconnaissance aux productions dédiées au Web en récompensant les réalisateurs, les acteurs, les producteurs et les scénaristes.

Comment financer une série digitale ?

Domaine en pleine évolution, le financement des séries sur Internet se développe doucement mais sûrement. Bien entendu, avant de chercher des fonds, préparez votre dossier avec une bible (cf. chap. 3), des visuels, des scénarios… Vous pouvez même essayer de rédiger un budget prévisionnel.

Notez que les démarches que vous allez entreprendre pour récolter de l'argent vous prendront beaucoup de temps et d'énergie. Posez-vous certaines questions : « Mon projet est-il assez mûr pour être présenté et obtenir des fonds ? » « Ai-je tous les éléments pour expliquer, démontrer, vendre mon projet ? » « Aurai-je la patience, l'énergie et le temps nécessaire pour faire avancer mon projet ? »…

Je vous propose un petit tour d'horizon des financements possibles…

La famille et les amis

Tout d'abord, rien de mieux pour obtenir de l'argent que la sollicitation de son premier cercle, la famille et les amis ! Demandez-leur de l'aide, expliquez-leur le projet, je suis sûre qu'ils n'hésiteront pas à mettre la main au porte-monnaie pour vous soutenir.

Le crowdfunding

Autre chemin, le « financement participatif », encore appelé *crowd-funding*. Plusieurs plateformes ont vu le jour ces dernières années, comme Ulule, TousCoProd, KissKiss BankBank, etc. Son fonctionnement est simple : en échange de dons, vous offrez à vos contributeurs des cadeaux (affiches, invitations, DVD de votre projet une fois fait, photos de tournage, dédicaces, etc.). Pour réussir une campagne de financement, vous devez absolument réunir certaines conditions. Tout d'abord, ne pas demander une somme énorme car si elle n'est pas atteinte dans le temps imparti, vous ne touchez strictement rien. Mieux vaut demander une petite somme pour l'écriture, une autre somme pour le tournage et une dernière somme pour la post-production. Pour récolter de l'argent sur ces plateformes, il est préférable qu'une grosse communauté vous suive pour vous faire des dons et de la pub. Si ce n'est pas le cas, essayez de vous appuyer sur votre équipe ou vos acteurs s'ils sont connus. Pour donner envie aux internautes de vous faire confiance en vous donnant de l'argent, pensez à bien organiser votre page de présentation sur la plateforme. Mettez des photos, des infos sur l'histoire, les acteurs et si vous le pouvez, rajoutez des vidéos, par exemple une bande-annonce, un *teaser*, des interviews de vos acteurs, etc. Tous les moyens sont bons, soyez créatifs !

Le partenariat

Votre série digitale étant composée de lieux et d'accessoires, pensez aux partenariats ! Sollicitez les entreprises, les marques, les restaurants, bref, tous ceux dont vous pourriez avoir besoin dans votre projet. Par exemple, la série digitale *Mortus Corporatus*, créée par Fabien Camaly et disponible sur MyTF1 XTRA, a obtenu un partenariat avec la ville de Roquefort, la mairie de Saint-Affrique et avec des hôtels pour loger les acteurs gratuitement. Cette aide peut se faire en « nature » ou financièrement.

Les prix et les subventions

Enfin, renseignez-vous sur les prix, les subventions et les concours. Armez-vous de patience car les commissions ne sont souvent pas nombreuses. Dans un premier temps, regardez sur Internet les offres d'aides en région. Tout ne se passe pas à Paris et vous pouvez décrocher des aides de la région Rhône-Alpes, par exemple, qui propose un fonds de soutien à la création numérique. La Fondation Lagardère, de son côté, offre des bourses pour des projets originaux et innovants, tandis que l'action culturelle de la SACD a mis en place en septembre 2015 le Fonds SACD Web-séries qui a pour objectif de soutenir les auteurs confirmés ou les jeunes auteurs en apportant une aide financière leur permettant de réaliser la deuxième, la troisième ou la quatrième saison d'une Web-série de fiction ou d'animation. Pour lire les conditions et jeter un œil sur d'autres partenariats, inscrivez-vous sur le portail des soutiens. La chaîne Arte s'intéresse également aux séries digitales ; celles-ci doivent être grand public avec une dimension universelle, actuelle et susciter la réaction des internautes. Pour ceux qui sont soutenus par un producteur, dirigez-vous vers l'Adami. Depuis 2014, l'Adami propose un soutien à la Web-série. Enfin, depuis 2007, le CNC accompagne les projets nouveaux médias. Les œuvres audiovisuelles innovantes (fictions, animations et documentaires) doivent intégrer les spécificités de l'Internet et/ou des écrans mobiles dans leur démarche artistique et de diffusion. Les projets soutenus visent à renouveler les écritures audiovisuelles et cinématographiques en les inscrivant dans un environnement numérique.

Les adresses internet utiles pour financer sa Web-série

Aide Rhône Alpes: *www.rhonealpes.fr/TPL_CODE/TPL_AIDE/ PAR_TPL_IDENTIFIANT/370/PAG_TITLE/Fonds+de+soutien+à+ la+création+artistique+numérique+-+Fonds+%5BSCAN%5D/18- les-aides-de-la-region-rhone-alpes.htm.*

La Fondation Lagardère: *www.fondation-jeanluclagardere.com/ bourses/presentation.*

Le Fonds SACD Web-série: *www.sacd.fr/Fonds-SACD-Fictions-2- 0.1926.0.html.*

Le portail des soutiens: *http://soutiens.beaumarchais.sacd.fr.*

Arte: *http://pro.arte.tv/envoyer-un-projet/productions-web/.*

CNC: *www.cnc.fr/web/fr/aide-aux-projets-nouveaux-medias.*

Adami: *www.adami.fr/financer-les-projets-artistiques/presentation-generale.html.*

➜ Retrouvez au chapitre 4 : « Votre boîte à outils »
- – Les salons des séries à ne pas manquer.
- – Tableau d'aide financière pour l'Adami.

Rencontre avec Antoine Disle

Producteur de documentaires, Antoine Disle a rapidement compris que le Web était l'avenir. En 2012, il crée Rockzeline une structure qui adapte et repense les contenus vidéos aux nouvelles technologies, au contexte économique et au public.

Peut-on gagner de l'argent avec le digital ?

Oui. Si on met plus d'argent sur une production de qualité dédiée à un public précis, c'est payant. Bien entendu, il faut quand même des moyens pour faire quelque chose d'assez exigeant, un certain nombre de jours de tournage, d'écriture, mais une économie s'est mise en place, qui est vertueuse. Les chaînes ont besoin de créateurs pour chercher un public, les créateurs ont besoin d'elles pour financer leurs productions.

Combien coûte une série digitale ?

Aujourd'hui, le budget se situe entre 100 000 et 500 000 euros pour la basse fourchette à un plafond de 1 700 000 euros. Avec plus d'1 million d'euros, on peut faire quelque chose de très costaud. Le but c'est de faire une belle première saison avec moins d'épisodes plus longs qui vont de 8 à 15 minutes, voire parfois plus.

Quels sont les genres produits par Rockzeline ?

Le thriller/horreur par exemple, car ça marche à tous les coups. On développe aussi de la comédie, avec *The Village Green*. Ce n'est pas facile de faire une comédie, car on est sur un marché international et identitaire. On a d'autres séries humour en développement. Dans un autre genre, on a de la science-fiction.

Comment se passe la recherche de nouveaux créateurs ?

On a un bureau d'acquisition de séries qui cherche en dehors des réseaux habituels. On préfère chercher ! Les créateurs passent de plus en plus par les plateformes de *crowdfunding* ; l'important c'est de les identifier à la source, puis de les suivre. On n'attend pas vraiment qu'on nous envoie des projets, mais on sait que les gens souhaitent nous contacter. Toutes les infos sont sur notre site *www.rockze-line.com*.

Chapitre 2

L'heure est à l'internationalisation !

Les séries françaises qui s'exportent

L'heure est à l'internationalisation. En 2013 et pour la troisième année consécutive, les ventes de fictions françaises à l'international ont enregistré une progression significative (+ 14,1 %). Les séries françaises s'exportent facilement aussi bien en 52 minutes qu'en format court.

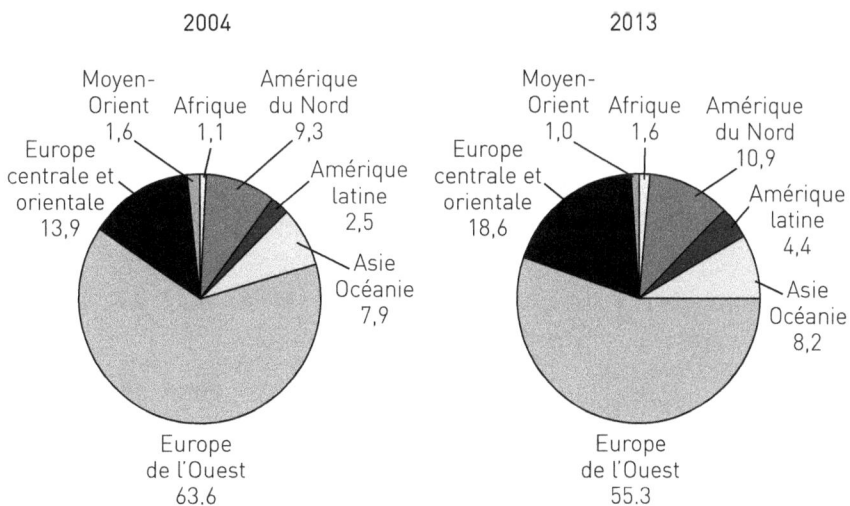

2004

Moyen-Orient 1,6
Afrique 1,1
Amérique du Nord 9,3
Europe centrale et orientale 13,9
Amérique latine 2,5
Asie Océanie 7,9
Europe de l'Ouest 63.6

2013

Moyen-Orient 1,0
Afrique 1,6
Amérique du Nord 10,9
Europe centrale et orientale 18,6
Amérique latine 4,4
Asie Océanie 8,2
Europe de l'Ouest 55.3

Répartition des ventes de fiction française par zone géographique (%)

Parmi les séries françaises qui plaisent à l'étranger et qu'il faut absolument voir : *Engrenages*, diffusée par Canal + qui compte actuellement cinq saisons. Sa version américaine devrait s'intituler *Spiral*. La série est disponible dans quatre-vingt-dix pays, ainsi que sur la plateforme Netflix. Même chose pour *Braquo*, qui met en scène trois policiers de la PJ qui déraillent. *Braquo* a été élue meilleure série dramatique en 2012 aux International Emmy Awards.

Toujours du côté des séries policières… : *Les Témoins* d'Hervé Hadmar. Cette série a séduit le prestigieux *Hollywood Reporter* qui l'a placée parmi les meilleures séries à regarder en *binge watching* sur Netflix. Avec Thierry Lhermitte, cette série policière teintée de mystère, de crimes, de morts que l'on déterre, se déroule au Tréport. Diffusée en 2015 sur France 2, deux nouvelles saisons sont attendues par les fans du duo Hadmar/Herpoux. Ce thriller aux accents scandinaves s'est également exporté en Belgique, au Royaume-Uni ou encore en Australie.

Du policier aux morts vivants, il n'y a qu'un pas ! La série *Les Revenants* a cartonné et a reçu l'International Emmy Awards de la meilleure série dramatique en 2013. Produite par Canal +, la série compte deux saisons. De nombreux pays ont été conquis par l'histoire de ces morts qui reviennent à la vie dans une petite ville de montagne. La série est diffusée en Australie, dans plusieurs pays d'Europe, en Turquie, en Égypte ou encore au Canada. Le remake américain s'intitule *The Returned*.

Les téléspectateurs sont friands d'histoire… Diffusée dans vingt-cinq pays, parmi lesquels la Corée du Sud, la Suède, le Kosovo ou encore l'Australie, la série *Un village français* est un réel succès en France comme à l'étranger. Cette série, diffusée sur France 3, qui évoque la France sous l'occupation allemande pendant la Seconde Guerre mondiale, a connu au total sept saisons.

En ce qui concerne l'humour, *Fais pas ci, fais pas ça* arrive en tête du palmarès des exportations. En plus d'être achetée et diffusée en version française, la série est en cours d'adaptation dans plusieurs pays comme les États-Unis et l'Italie. En Pologne, plus de cent cinquante épisodes de la série intitulée *Licence pour éduquer* ont déjà été diffusés !

La *shortcom Bref* a été achetée aux États-Unis et *Nos chers voisins* a été diffusée en Italie.

La France se lance dans les coproductions

Après quelques années de réglages et de mises à niveau, la fiction hexagonale s'associe et franchit enfin les frontières. Avec l'exportation tout d'abord de la série *Les Revenants*, diffusée dans le monde entier, puis adaptée par Carlton Cuse (*Lost, Bates Motel*) pour le marché américain sous le nom *The Returned* pour A & E, le regard des étrangers a changé, passant de l'indifférence à la curiosité. Résultat : les coproductions se sont mises à fleurir avec l'idée d'exporter plus facilement et de faire grimper les coûts moyens de chaque épisode. L'union fait la force ! On note tout de même que pour être plus facilement exportées, les séries doivent se tourner en anglais.

Tous les grands diffuseurs s'y essayent, avec plus ou moins de succès : M6 avec *Le Transporteur* série franco-germano-canado-britanno-américaine ; France 2 avec *Les Témoins* série franco-belge, d'ores et déjà achetée dans le monde entier.

La stratégie de TF1

Depuis quelque temps, TF1 met en place une stratégie pour internationaliser ses fictions avec un objectif clair : assurer avec des budgets plus conséquents une montée en gamme de ses créations et augmenter l'exportation.

En 2013, *Jo* a été la première coproduction internationale de TF1. Tournée en France en langue anglaise, la série propose un casting international avec Jean Reno entouré d'acteurs américains comme Tom Austen (*Les Borgias*) et Jill Hennessy (*Preuve à l'appui*). Dotée d'un budget de 2 millions d'euros par épisode, la série a été vendue dans plusieurs pays. Malgré un démarrage encourageant, la courbe d'audience a été décroissante et il n'y aura donc pas de saison 2.

Dans la foulée, TF1 se lance de nouveau dans l'aventure avec *Taxi Brooklyn* composé de douze épisodes de 52 minutes. La chaîne a fait fort en cofinançant ce projet, adapté de la saga de Luc Besson, avec la chaîne NBC. Mêlant comédie et action, l'équipe était française et américaine et le décor new-yorkais. Malgré un budget de 35 millions d'euros, le public n'a pas été conquis et la saison 2 ne verra pas le jour.

Le dernier essai en date de coproduction franco-belgo-germano-italo-américaine s'appelle *Crossing Lines*. Cette série créée par Edward Allen Bernero (*Esprits criminels*) est portée par Marc Lavoine côté français et diffusée sur NBC aux États-Unis. Une deuxième saison a vu le jour ainsi qu'une troisième. Pour le moment, au vu des audiences décevantes, TF1 ne sait pas si elle diffusera la suite de la série.

En 2015, TF1 décide de conclure un partenariat inédit avec le groupe allemand RTL et le groupe américain NBC Universal. Ensemble, ils vont financer la production de séries policières, médicales ou juridiques, format télévisuel très populaire à l'international.

Pour le moment, il semblerait que les tournages se dérouleront aux États-Unis, avec des équipes américaines. L'objectif est de produire des saisons dont la durée oscillera entre douze et quatorze épisodes, avec une diffusion prévue fin 2016, voire 2017.

La stratégie de Arte

En 2014, Arte a diffusé *Odysseus*, péplum franco-italo-portugais au budget de 14 millions d'euros pour douze épisodes de 45 minutes.

En 2015, la chaîne franco-allemande a réitéré l'aventure avec *Occupied*, un thriller de politique-fiction cofinancé par les pays scandinaves et imaginé par Jo Nesbo auteur de romans policiers norvégien. Dans cette série qui se déroule en Norvège, les acteurs parlent russe, anglais et norvégien ! *Occupied* est composé de dix épisodes de 45 minutes, pour un budget total de 11,5 millions d'euros.

La stratégie de Canal +

Canal + ne fait pas les choses à moitié ! *Versailles* et son budget royal (27 millions d'euros pour dix épisodes) est une série franco-canadienne à ne pas rater. Après *Les Borgias, XIII* et *Tunnel*, c'est l'une des nouvelles coproductions initiées par la chaîne cryptée, la plus chère jamais développée. Canal + s'est donné les moyens de ses ambitions en amenant un tiers du financement, épaulé par Capa Drama, Zodiak Fiction et le canadien Incendo. *Versailles* a mis cinq ans à voir le jour, en partie à cause du budget conséquent nécessaire pour accéder en termes de qualité au plan international. La chaîne a mis toutes les chances de son côté avec notamment une équipe de choc : les producteurs Anne Thomopoulos (*Les Borgias*) et Claude Chilli (*Braquo*) et deux *showrunners* Simon Mirren (*Esprits criminels*) et David Wolstencroft (*MI-5*). La série, dont le pilote et le deuxième épisode ont été réalisés par Jalil Lespert, a été tournée en France mais en langue anglaise. En effet, jouer dans la langue de Shakespeare, c'est avoir la *green card* pour le marché nord-américain et mondial. La série, qui raconte la volonté de Louis XIV de construire le château de Versailles, a d'ores et déjà été vendue dans plusieurs pays européens et atteindra l'Amérique du Nord très rapidement. Une saison 2 est en tournage.

Versailles en quelques chiffres officiels, c'est 2 000 m² de décors construits en studio, 5 km de tissu, 270 personnes mobilisées, 34 couturières, 400 costumes, 10 000 boutons, 650 paires de chaussures, 60 kg de dorures et une tonne de peinture !

Autre coproduction internationale pour Canal +, *The Young Pope* signée Paolo Sorrentino. Cette série en costume est en partenariat avec le groupe britannique Sky et la chaîne américaine HBO. Cette nouvelle création originale se déroule sur huit épisodes et retrace les débuts scandaleux du pape Pie XIII. Au casting ? Cécile de France, Ludivine Sagnier, Silvio Orlando, Scott Shepherd, Javier Camara, Toni Bertorelli et James Cromwell donneront la réplique à Jude Law, qui interprète Pie XIII, et à Diane Keaton.

Canal + ne s'arrête pas là puisque la chaîne a également traversé la Manche pour coproduire deux séries franco-britanniques : *Spotless* et *Panthers* (dont chaque épisode coûte 3 millions d'euros). La chaîne a aussi coproduit avec la Suède une création originale *Jour polaire/midnight sun* avec Leïla Bekhti. Ce thriller de huit épisodes de 52 minutes, créé et réalisé par Mans Marlind et Björn Stein, créateurs de *Bron* (*Tunnel*), se situe aux confins de la Laponie.

35

Petit point budget

On parle beaucoup de budget et de sommes astronomiques concernant les épisodes des séries… Voici quelques exemples pour avoir une idée des coûts… En général, un épisode d'une série coûte en moyenne 1,3 million d'euros. Un épisode de *Plus belle la vie* est dans la fourchette basse avec 250 000 euros pour 52 minutes. N'oubliez pas que c'est une série quotidienne, donc il faut amortir la production. On est loin des fictions américaines ; un épisode de *Game of Thrones* coûte 6 millions de dollars et *Marco Polo* la série de Netflix aux alentours de 9 millions de dollars l'épisode.

Rencontre avec Jacky Ido

Jacky Ido a fait carrière en France, en Allemagne et aux États-Unis. Il a tourné pour Claude Lelouch, Romain Lévy ou Quentin Tarantino. Côté séries, il a joué dans Engrenages *et dans* Taxi Brooklyn *produit par Luc Besson.*

Que pensez-vous des séries françaises ?

Les scénaristes et réalisateurs français ont des difficultés pour faire des séries qui se tiennent. C'est d'abord l'effort d'une chaîne d'adapter sa ligne éditoriale pour diffuser des projets ambitieux. En France, il faudrait arrêter de copier le modèle américain et faire des choses cohérentes avec nous. On a un contexte historico-socio-politique qui pourrait donner de vrais beaux projets. On a du mal à bosser en groupe alors qu'on a des scénaristes de talent. L'auteur a énormément de pouvoir en France, plus qu'aux États-Unis.

Pouvez-vous nous parler du travail des *showrunners*[1] américains ?

Pour comprendre, il faut savoir comment les séries sont produites aux États-Unis. Chaque année, 450 millions de dollars sont mis dans la production de pilotes. Les chaînes sélectionnent environ 12 % de ces pilotes pour passer un 2e test et éventuellement faire une saison ou s'en aller. Parmi les rescapés, 2 % des séries tiennent 5 ans ou plus. Les *showrunners* travaillent sur tant de projets qu'ils deviennent des experts en matière d'idées mais ne s'investissent pas vraiment émotionnellement. Les *showrunners* donnent énormément dans le laps de temps

---

1. Voir p. 46 pour la description du travail d'un *showrunners*.

imparti, ils s'entourent des bonnes personnes pour accoucher des meilleures idées, mais ça s'arrête là. Aux États-Unis, c'est un peu comme en France, il y a beaucoup d'allers-retours entre la chaîne et les scénaristes, mais lorsque la chaîne achète une idée et décide de faire confiance à une équipe, elle fonce.

Taxi Brooklyn était une coproduction franco-américaine. Est-ce l'avenir des séries ?

La coproduction est l'avenir de la production audiovisuelle. Pour le mode de financement, pour soulever des budgets plus importants et pour faire jouer des gens différents. On a essuyé les plâtres, car il a fallu trouver une articulation entre la machine américaine et le chaos français ! En France, on utilise le système D. On se débrouille et ça crée des choses bien ! L'énergie est intéressante. Chez les Américains, il n'y a pas de place pour ça. C'est très précis. Ils ont des syndicats, chacun fait son travail et pas celui d'un autre.

La production de séries à l'étranger

Impossible de parler des séries étrangères sans évoquer les séries américaines ! Chacun a déjà vu au moins une fois une série américaine, alors, plutôt que d'évoquer les nouveautés et les multiples pilotes tournés chaque année, remontons le temps et revoyons rapidement l'histoire de la série aux États-Unis pour mieux comprendre son fonctionnement actuel.

Les États-Unis, pionniers en matière de séries

C'est en 1950 que les grilles de programmes se créent et qu'Hollywood produit des émissions de télévision dans les studios réservés au cinéma. C'est un véritable âge d'or : alors qu'en 1940, seulement 2 % des foyers américains possèdent une télévision, dix ans plus tard, c'est l'explosion et 70 % des foyers sont équipés d'un poste. Actuellement, 90 % des foyers américains ont une télévision.

C'est à cette époque que vont être créées la série télé et la publicité ! En 1950, toutes les émissions sont en direct... Toutes, sauf une, une *sitcom* filmée en studio : *I Love Lucy*. Enregistrée en public avec trois caméras simultanées, elle est diffusée sur CBS de 1951 à 1957. Adaptée d'une émission de radio, cette *sitcom* raconte l'histoire de Lucy, une femme qui rêve de music-hall, loin de ses fourneaux et de son mari. À l'époque, cette série était incroyable ; non seulement l'idée originale venait d'une femme, Lucille Ball, mais en plus elle était LA première femme à concevoir un plan économique rentable pour la télévision. Avec son mari Desi Arnaz, Lucille a proposé une série enregistrée et montée, donc rediffusable à souhait, une révolution pour l'époque. D'un point de vue technique, c'était une sorte d'adaptation des méthodes du cinéma à la télévision. Pour réussir ce pari, Lucille impose un tournage en studio, dans des lieux et avec des acteurs récurrents. Ça ne coûte pas cher et c'est un véritable succès ! On peut donc dire que cette série est non seulement l'ancêtre des *sitcoms* mais également la genèse des séries en général.

À la fin des années 1950 et au début des années 1960, CBS diffuse *Alfred Hitchcock Presents*, la première anthologie de l'histoire, le ton est le même dans chaque épisode qui met en scène des enquêtes policières. La qualité était au rendez-vous tant en termes d'écriture que de réalisation (Alfred Hitchcock, Robert Altman…) que de jeu (Robert Redford, Steve McQueen, Charles Bronson). Le petit plus ? L'apparition d'Alfred Hitchcock qui présentait chaque émission et qui vantait les mérites des différentes marques, sponsors des épisodes. C'est la création de la publicité qui devient de plus en plus systématique et qui impacte sur l'écriture des séries et la création de *cliffhangers*. En effet, le suspense est de mise avant la coupure publicitaire ; le but étant de retenir les spectateurs jusqu'à la fin de l'épisode. Depuis, ce mécanisme est devenu systématique avant chaque coupure pub.

Continuons notre voyage dans le temps, direction les années 1960 et 1970, dans une société en pleine transformation, confrontée à la Guerre froide et à la guerre du Vietnam, ou encore à la conquête spatiale. C'est ce contexte qui inspire les scénaristes et leur permet d'inventer des séries où apparaissent agents secrets et extraterrestres. La télévision américaine s'intéresse aussi à de nouveaux genres tels que le médical et le judiciaire. Autre évolution : la présence d'acteurs noirs. Bien que ce ne soit pas encore devenu la règle, ils sont présents dans certaines séries comme *Star Trek* ou encore *I, Spy*.

La fin des années 1970 fait la part belle aux séries musclées de super-héros, comme *The Incredible Hulk* (1978-1982) et *Wonder Woman* (1976-1979). Ce genre va continuer d'évoluer jusqu'à nos jours avec un engouement grandissant pour des séries comme *Powers, Heroes Reborn* ou *Supergirl*.

Plus les années passent, plus la façon de regarder la télévision se rapproche de la nôtre. Les années 1980 permettent aux fictions télévisées de s'éloigner des modèles habituels de narration. Les téléspectateurs deviennent de plus en plus exigeants, ils zappent, ils enregistrent grâce à leur magnétoscope et ont à leur disposition un grand choix en matière de chaînes câblées. Parmi les nouveautés, des soaps comme *Dallas* ou *Santa Barbara*. La mode est aussi aux séries chorales qui misent sur un groupe de personnages que les téléspectateurs aiment à retrouver, un peu comme leurs propres amis. Le caractère addictif des séries est en marche.

Plus proches de nous, les années 1990 sont un tournant dans l'histoire des séries télévisées américaines avec la création de nombreuses chaînes sur le câble. En effet, la chaîne câblée HBO, par exemple, commence à produire ses propres séries, véritable succès à la clé ! Pour comprendre la force de HBO, il faut se replonger dans le contexte et la réglementation des chaînes câblées. Leur avantage : ne pas être soumises aux directives de la Federal Communications Commission (FCC), qui impose la censure du langage obscène et de la nudité. C'est ainsi que le politiquement incorrect explose dans des séries comme *Nip/Tuck, Weeds, South Park, Les Simpson, Les Sopranos, Sex and the City*, etc.

D'une manière générale, les séries des années 1990 sont très réalistes, le langage plus cru, les mouvements de caméra plus rapides. La société va vite, les séries aussi ! Le public en consomme de plus en plus, des visionnages marathon s'organisent, appelés *binge watching*.

Depuis une dizaine d'années, les deux grandes tendances des séries américaines sont le policier scientifique et le médical. Côté nouveautés, les séries de genres (zombie, super-héros, ethnique, historique, politique) ou les adaptations cinématographiques (*Hannibal, Fargo, Minority Report*), voire les *remakes*, font leur apparition et sont des succès d'audience.

Du petit au grand écran

Il est à noter qu'à leur création, les séries télévisées américaines n'ont pas forcément eu le succès escompté, bien moins populaires que les films de cinéma, avec des téléspectateurs encore timides face à leur poste. Cependant, peu à peu, les mentalités ont changé, les séries ont propulsé certains acteurs du petit au grand écran. C'est le cas entre autres de Jennifer Aniston (*Friends*), de Kieffer Sutherland (*24 heures chrono*), Johnny Depp (*21 Jump Street*) ou encore George Clooney (*Urgences*). À l'inverse, à l'image d'Alfred Hitchcock, précurseur en la matière, certains réalisateurs se sont prêtés au jeu des séries, comme Quentin Tarantino (*Les Experts*), David Lynch (*Twin Peaks*) ou même les Wachowski, créateurs de *Matrix* qui ont créé, réalisé et produit *Sense 8*. Le réalisateur Night Shyamalan, quant à lui, s'est également tourné vers la série en tant que producteur et réalisateur de certains épisodes de *Wayward Pines* où l'on retrouve Matt Dillon.

Pourquoi les séries anglaises cartonnent ?

De *Chapeau melon et bottes de cuir* à *Doctor Who* en passant par *Le Saint* avec Roger Moore, les séries anglaises sont toutes cultes et ce depuis une cinquantaine d'années. N'ayons pas peur de le dire : la plupart des séries britanniques sont de meilleure qualité que les nord-américaines.

La recette des séries anglaises est simple... mais difficilement imitable ! Dans un premier temps, les séries britanniques réinventent les genres, les hybrident, refusent les étiquettes et détournent les codes, ce qui crée des concepts forts et la possibilité d'une sérialité. Par exemple, *Downton Abbey* est un drame sur fond historique, *Black Mirror* est une anthologie de science-fiction.

Cependant, les Britanniques sont particulièrement performants dans la caractérisation de leurs personnages. Alors que la plupart des héros de fiction sont lisses pour ne pas effrayer le spectateur, les Anglais osent des personnages fous, gays, névrosés, qui ont de vrais problèmes... reflétant ainsi la société et en phase avec les évolutions de leur époque. Ces rôles attirent des stars de cinéma déjà établies comme Maggie

Gyllenhaal dans *The Honourable Woman* ou Benedict Cumberbatch et Martin Freeman dans *Sherlock*. Ces acteurs voient l'opportunité d'infiltrer le petit écran tout en protégeant leur carrière cinématographique. En effet, les séries anglaises comportent beaucoup moins d'épisodes que les séries américaines et les dates de tournage sont donc plus facilement ajustables dans un emploi du temps surchargé.

Le côté artisanal de la production anglaise la rapproche de la nôtre. Les six ou huit épisodes nécessaires pour une saison sont imaginés par un seul scénariste, parfois deux. L'auteur soumet sa bible à un producteur qui se dirige vers une chaîne comme la BBC, ITV ou Channel 4 suivant le projet. Une fois que les contrats sont signés, tout comme en France, le diffuseur participe au financement et à toutes les étapes de la production jusqu'à ce que la série voie le jour. Elle est en général diffusée dans son intégralité et re-signée pour une nouvelle saison si l'audience est au rendez-vous.

Le dernier point nécessaire à la réussite de cette recette, c'est le coût ! Les Anglais investissent l'argent aux bons endroits et ça se voit ! Pour 1 million d'euros l'épisode, un soin particulier est apporté à la réalisation d'*Utopia* qui est filmée en scope[1], format onéreux. Le budget de 1,27 million d'euros de *Downton Abbey* est investi dans les décors et les costumes. Le même budget est injecté dans les effets spéciaux pour la série *Doctor Who*.

Pour ceux qui souhaiteraient découvrir les séries anglaises, je vous conseille *Peaky Blinders, Broadchurch, Sherlock, Black Mirror, Vikings* ou encore *Utopia*.

Pour les autres, d'ores et déjà conquis, jetez un œil sur *The Driver, The Missing, Babylon* (co-créé par Danny Boyle) ou *The Secrets* anthologie ovni qui propose cinq épisodes indépendants, donc bouclés sur un même thème : l'impact d'un secret et de sa révélation au sein d'une situation dramatique exceptionnelle, le tout en 26 minutes.

---

1. Format réservé en général au cinéma, tourné sur pellicule 35 ou 16 mm. L'image est filmée de manière comprimée puis étirée lors de la diffusion pour offrir un format panoramique. Dans *Utopia*, on le remarque car les personnages sont souvent perdus, seuls au milieu de l'image.

L'émergence des séries israéliennes

C'est grâce aux remakes américains que les séries israéliennes se sont fait connaître. Israël attire de plus en plus de producteurs hollywoodiens en quête d'idées et de formats à acheter ou à exporter.

La première série à avoir été adaptée aux États-Unis par HBO s'intitule *In Treatment* (*Be Tipul* dans sa version originale). Cette série, aux accents intellos, suit les consultations d'un psychothérapeute et de ses patients jour après jour. Le concept est simple, un décor unique, une succession de champs-contrechamps, un nombre réduit de personnages et des sujets abordés qui nous renvoient directement à nos propres peurs, questionnements et doutes. Bien qu'aux États-Unis les audiences aient été modestes, ce fut un véritable phénomène de société en Israël avec de nombreux prix à la clé.

HBO continue sur sa lancée puisque la chaîne a récemment décidé de développer et d'adapter *Nevelot*, *Bastards* en anglais, une série sur des vétérans. C'est Adam Sandler qui produira cette série.

Certains créateurs israéliens n'ont pas attendu de tourner leur projet pour le proposer à Hollywood ! C'est le cas de Gideon Raff, créateur, scénariste et producteur de *Hatufim* (alias *Homeland*), qui s'est installé à Los Angeles en 2003. Il a pitché son projet aux Américains avant même d'avoir tourné le pilote ! N'oublions pas que le marché israélien est restreint avec 7 millions d'habitants pour trois chaînes de télévision, tandis que le marché américain offre un horizon plus large aux créateurs. En Israël, comme le budget des séries est minime (le budget du pilote *Homeland* représente le budget de deux saisons de la version originale !), les séries compensent par leur créativité. Gideon Raff était consultant sur *Homeland* et a participé à l'écriture du pilote. La série originale évolue entre drame et suspense alors que l'adaptation américaine est plus axée « thriller ». À regarder d'urgence si ce n'est pas déjà fait !

Toujours à Los Angeles, Gideon Raff a été co-*showrunner* de *Dig* un thriller sur fond d'archéologie qui suit un agent du FBI basé à Jérusalem. On ne sait pas si une saison deux verra le jour, je vous la conseille néanmoins !

Moins brillante que *Be Tipul* et *Hatufim, Hostages* (*Bnei Arouba*) en hébreu, n'en demeure pas moins un thriller palpitant qui explore la psychologie des personnages. Cette série met en scène une prise d'otages dans le cadre d'une conspiration habile pour assassiner le Premier ministre dans la version israélienne et le président dans la version américaine. Le *remake* américain acheté par CBS a été diffusé avant la version israélienne.

Bien entendu, toutes les séries n'arrivent pas aux États-Unis mais se font connaître malgré tout. C'est le cas de la sitcom *Arab Labor*, qui a fait le tour des festivals et a rencontré un franc succès. Sur le ton de la comédie, cette série irrévérencieuse, dont le titre se traduit littéralement par « travail d'arabe », parle des discriminations dont souffrent les Arabes israéliens. Cette histoire, inspirée de la vie de son créateur Sayed Kashua, suit le quotidien d'un journaliste arabe de Jérusalem, prêt à tout pour s'intégrer dans la société juive ; il change même de voiture pour faire « plus juif » ! La série est composée de trois saisons.

Toujours du côté des comédies, la série *Mom and Dads* est une petite révolution avec son ton cru, moderne et profond. Au fil des épisodes, on suit une famille composée d'un couple gay et d'une femme célibataire !

Couronnée « Meilleure série dramatique » lors d'une remise de prix en Israël, *30 Shekels per Hour* est un vrai bijou avec peu de moyens et une vraie écriture cinématographique. Tournée avec un mini-budget, cette série suit, en huit épisodes de 35 minutes, le quotidien de trois femmes de ménage travaillant dans le même immeuble de bureaux et qui se font licencier dès le pilote. La réalisation est réaliste, proche des personnages avec beaucoup de silences et d'ellipses.

Le succès grandissant des séries scandinaves

Depuis quelques années, il n'est plus possible de parler de séries sans évoquer les pays scandinaves (Danemark, Norvège et Suède). Les séries scandinaves rencontrent un succès grandissant depuis 2010 grâce à *Millenium*, au point d'ébranler la suprématie des séries hollywoodiennes et la fantaisie des séries britanniques. Quelle est la recette de leur succès ?

La ligne éditoriale des chaînes scandinaves se caractérise par une vision du monde d'aujourd'hui et de demain. Elles ont mis en place une nouvelle façon d'écrire des fictions au plus près de la société, mettant en valeur la singularité du regard de l'auteur. Les diffuseurs ont compris qu'il fallait jouer la carte du local et exploiter l'ambiance et la lumière qui règnent sur leurs terres pour se démarquer sur la scène internationale. De plus, dans les pays scandinaves, les diffuseurs travaillent en bonne intelligence avec les scénaristes, les producteurs et les réalisateurs. Une fois que le projet est validé par le directeur des programmes de la chaîne, ce dernier reste en retrait et donne une totale liberté à l'auteur qui a donc carte blanche. C'est une nouvelle façon de créer qui donne des séries innovantes qui se vendent extrêmement bien dans d'autres pays.

C'est le cas de *Broen* coproduction suédo-danoise. Un duo de personnages bancal, aux pratiques et aux méthodes différentes, mène l'enquête suite au meurtre d'une femme dont le corps est retrouvé sur le pont de Malmö reliant la Suède et le Danemark, à la frontière des deux pays. Deux remakes existent, *The Bridge*, version américaine qui fait se côtoyer police américaine et police mexicaine et *Tunnel*, version franco-anglaise diffusée sur Canal + en 2013, qui ne se passe pas sur un pont mais dans le tunnel de l'Eurostar.

Le concept des histoires est au cœur de la création des œuvres de séries scandinaves. Celui-ci doit être fort et toucher le plus grand nombre avec des thèmes universels, comme dans *Borgen* qui met en scène le monde politique européen ou *Real Humans* qui réinvente le genre science-fiction, avec une vraie question sur les avancées technologiques et leurs impacts sur notre société. Les Américains ont fait un remake de la série qui s'appelle *Humans*.

Notez que les diffuseurs produisent chacun environ 15 à 25 heures de séries par an. Ils s'imposent rigueur et créativité avec l'obligation de ne pas étirer les séries à l'infini. En effet, après deux ou trois saisons, en général les productions sont arrêtées pour innover et créer de la nouveauté.

En France, c'est grâce à Arte que les séries scandinaves ont touché le public français. De son côté, StudioCanal, la filiale de production et de distribution de Canal + est allé plus loin. StudioCanal a créé « Sam Productions » une société qui réunit de grands noms de l'industrie audiovisuelle et cinématographique scandinave dans le but de dénicher de nouveaux talents et de créer de nouvelles séries encore plus innovantes au rayonnement international.

Pour les plus curieux, voici quelques séries qui ont du succès et qu'il faut absolument regarder ! Tout d'abord, *The Killing* une série policière danoise qui aura une troisième saison bientôt et d'ores et déjà un *remake* américain ! Toujours au Danemark, *Borgen* (vendu dans 80 pays) dépeint les coulisses politiques de la démocratie moderne sous forme de chronique réaliste. Pour les fans des *Sopranos*, je vous conseille *Lilyhammer* une coproduction américano-norvégienne. Un mafieux italo-new-yorkais décide de se mettre au vert en Norvège et finit par reprendre toutes ses mauvaises habitudes. Dans *Real Humans*, une série suédoise de science-fiction, des robots au physique d'humain, cohabitent avec de vrais humains. Tout va bien dans le meilleur des mondes jusqu'au jour où un logiciel avancé va tout déstabiliser. Sous couvert de fiction, la série aborde les thèmes de l'immortalité, de l'immigration et du clonage.

Directeur de collection, un *showrunner* à la française

En France, le poste de *showrunner* à l'américaine n'existe quasiment pas. En général, à la base d'une série, se trouve un créateur qui vend sa bible à un producteur ou plus rarement à un diffuseur. À partir de ce moment, le créateur devient le directeur de collection. Celui-ci trouve les auteurs qui vont travailler sur sa série. Il doit veiller à ce que le ton et l'âme du projet soient respectés car il est le garant de l'unité des épisodes et des codes déterminés dans la bible. Lorsque son pool d'auteurs lui soumet les scénarios, le directeur de collection effectue le lissage (retouches sur le scénario) ou procède parfois à la réécriture totale de l'épisode.

Sur les séries feuilletonnantes, le directeur de collection organise un atelier d'« arche narrative » (voir glossaire et p. 68) avec plusieurs auteurs. Lors de cet atelier collectif, chacun expose ses idées d'intrigues et d'histoires en fonction de la thématique et de chaque personnage. Cet atelier, la plupart du temps non rémunéré, bien que les choses commencent à changer, dure entre trois semaines et un mois.

Sous la responsabilité du directeur de collection se trouve le directeur d'écriture, également appelé « directeur littéraire ». Ces deux postes peuvent être tenus par deux personnes distinctes ou la même. Le directeur d'écriture accompagne chaque scénariste dans son travail, lit et critique les textes soumis. Il veille à ce que la cohérence de la série et les arches narratives soient respectées.

Le *showrunner*

Aux États-Unis, le *showrunner* est la personne responsable d'une série de la conception à la diffusion. C'est le poste central et référent, c'est l'adrénaline d'une série. Le *showrunner* dirige les auteurs, retravaille les scénarios, organise des réunions avec les chefs de poste en vue du tournage, prévoit des lectures avec les comédiens, prépare le découpage technique avec le réalisateur, suit les tournages et est présent au montage. Parfois le *showrunner* réalise le pilote pour donner le tempo de la saison. C'est le lien entre le plateau, le studio et la chaîne. Contrairement au cinéma où le réalisateur a en général le dernier mot, dans les pays anglo-saxons où le poste existe, c'est le *showrunner* qui a tous les pouvoirs. Il fait littéralement « tourner le show » ! Parmi les showrunners connus, J. J. Abrams (*Alias, Lost, Person of Interest*), Nic Pizzolatto (*True Detective*), David Chase (*Les Sopranos*). En France, Éric Rochant (*Le Bureau des légendes*) ou encore Frédéric Krivine (*PJ* et *Un village français*). Le *showrunner* est en général crédité en tant que producteur exécutif ou délégué.

Pour ceux qui voudraient en savoir plus, Des Doyle a réalisé en 2014 un documentaire sur ce métier intitulé *Showrunners: The Art of Running a TV Show*. Les plus grands *showrunners* hollywoodiens dépeignent leur quotidien pendant 90 minutes.

➜ Retrouvez au chapitre 4 : « Votre boîte à outils »
  – Les salons des séries à ne pas manquer.
  – Les ingrédients d'une bonne série par ceux qui les font.

Rencontre avec Jean-Luc Azoulay

Hélène et les Garçons, Le Miracle de l'amour, Salut les Musclés, Le Miel et les Abeilles... sont parmi les succès de Jean-Luc Azoulay à la fois producteur, parolier, compositeur, scénariste...

Peut-on dire que vous êtes un *showrunner* ?

Ce sont plutôt des gens qui sont sur le terrain pendant le tournage. Je suis plutôt un auteur-producteur. Je n'ai pas le temps d'être sur le plateau tous les jours pour vérifier que tout se passe bien.

Rédigez-vous des bibles pour chaque série ?

La bible est une fausse bonne idée. Il faut en établir une de base, surtout pour développer les personnages, sans aller trop loin. Au fur et à mesure du développement de l'histoire, on apprend à connaître nos personnages, ils prennent une vraie existence et ils nous aident à développer d'autres histoires. Si à un moment de notre histoire, on a besoin qu'un de nos personnages ait un frère ou une sœur on l'ajoute dans l'histoire, puis dans la bible. Résultat elle s'enrichit sans arrêt.

Comment se passe le développement d'une série ?

Au début, je suis toujours seul. Une fois que j'ai l'idée et les personnages, j'écris directement le scénario. Une fois le pilote écrit, je le fais lire ; j'écris deux ou trois versions différentes.

Pour certaines séries, je prends des co-auteurs avec qui je travaille.

Combien de temps prend l'écriture d'un épisode des *Mystères de l'amour* ?

Ça prend deux jours. J'écris vite. Une fois les épisodes écrits, on en tourne deux en une semaine, ce qui fait presque 100 par an. Un épisode, c'est deux jours d'écriture, trois jours de tournage et à peu près dix jours de post-production (montage, étalonnage, mixage, musique, dernières vérifications).

Est-ce qu'un jeune créateur qui a une idée de série peut vous contacter ?

Bien sûr on prend des projets externes. Chez JLA, il y a cinq producteurs qui développent de leur côté des projets. On préfère avoir un scénario pour le lire, plus qu'une idée qui ne vaut que par la manière dont elle est traitée. Nous n'avons pas d'axe éditorial précis... Personnellement j'aime bien les comédies.

Quels conseils pourriez-vous donner à un jeune créateur ?

Créer sans arrêt suivant ses idées et ensuite démarcher. Il ne faut pas se décourager. Plus on pratique, mieux on est. En France tout peut marcher quand c'est bien fait. Je voudrais surtout dire aux auteurs qu'ils doivent poursuivre leurs idées. Il faut écrire et voir ce que ça donne.

Chapitre 3
Les clés de la bible

Qu'est-ce qu'une bible ?

La bible est la présentation de tous les codes et éléments essentiels de la série. Ce sont ses fondations, une sorte de fiche d'identité, le document de référence. Elle est de longueur variable, entre quinze et soixante pages. Il existe différentes bibles suivant la ou les personnes auxquelles elle est destinée.

À vos carnets !

Avant toute chose, pendant l'élaboration de la série, il faut toujours avoir un carnet et un stylo à portée de main pour écrire toutes les idées qui vous passent par la tête à tout moment de la journée. Dans ce carnet, il faut créer plusieurs parties :

- personnages ;
- arènes/contexte ;
- idée de scènes/*teaser* ;
- ton ;
- idées scénarios ;
- bibles...

C'est important d'organiser ses idées au moins une fois par jour.

© Groupe Eyrolles

La bible de présentation

Cette bible est un argumentaire de vente, un outil destiné aux producteurs et aux diffuseurs. Le but est donc d'être vendeur, de séduire le lecteur et de l'embarquer, de manière agréable, dans l'histoire, aux côtés des personnages. C'est cette bible que ce guide va vous aider à créer.

La bible est organisée en plusieurs parties. Bien entendu, l'ordre dépend du projet et la théorie n'est pas figée. En pratique tout est possible !

- 1re partie – Le concept.
- 2e partie – Les intentions de l'auteur et les objectifs de la série.
- 3e partie – Les personnages.
- 4e partie – Les arches narratives.
- 5e partie – L'arène.
- 6e partie – L'univers visuel et sonore.
- 7e partie – Les principes et structures de narration.
- 8e partie – Les *storylines* et/ou synopsis des épisodes.
- 9e partie – Le pilote ou épisode dialogué (en option).

Gardez bien en tête qu'il n'y a pas de règles établies en termes de bible. Certains auteurs n'en font pas, d'autres en créent uniquement pour eux ou les producteurs avec plus ou moins de rubriques. Il existe donc mille et une façons de rédiger et présenter une bible. Tout est faisable, tout est possible. Ce que je vous propose dans ce chapitre est une base qui va vous aider à démarrer et à vous inspirer ; vous pouvez enlever ou rajouter des rubriques, par exemple une biographie du ou des auteurs, un petit budget prévisionnel, etc.

La bible de tournage

Cette bible est destinée à l'équipe pour aider tout le monde à travailler sur la série. Elle contient des infos pour la mise en scène, les costumes, les décors, la régie…

La bible ou guide d'écriture

Cette bible est uniquement utilisée par les scénaristes. Elle contient un maximum d'informations précises sur les épisodes, les personnages, les arches narratives, l'arène et la mécanique de narration. Elle est mise à jour régulièrement, au fur et à mesure que les épisodes sont tournés.

Comment présenter une bible

Vous pouvez présenter votre bible comme vous le souhaitez, mais n'oubliez pas que la forme est aussi importante que le fond.

Une bible écrite grâce au logiciel Word est très bien, sous réserve que le contenu soit agréable et clair à lire. Une bible présentée de façon originale et graphique sera plus marquante et vous fera gagner des points auprès du producteur, presque avant même qu'il ne lise votre projet. Vous pouvez, par exemple, rédiger votre bible sous forme de catalogue de voyages, si votre sujet parle de vacances, d'aviation, etc. Si le thème de votre série est dédié à l'univers culinaire, créez une bible tel un livre de cuisine et n'hésitez pas à inclure des recettes qui seront présentes dans votre série. Tout est possible, laissez place à votre imagination!

➔ Retrouvez au chapitre 4 : « Votre boîte à outils »
  – Fiche de lecture pour évaluer votre bible ou votre pilote.

Les neuf parties qui composent la bible

Le concept

Étape clé de la bible, le concept détermine toute la série. C'est ce qui organise l'histoire en tant que tout, c'est la logique interne du récit qui cimente les différentes parties du projet. Il faut le soigner, le creuser, le travailler avant de commencer quoi que ce soit. En bref, rien ne sert d'avancer sur les personnages ou l'histoire si l'on n'a pas le concept car la cohérence et le sens de la série en découlent. Le concept donne le ton, le côté original de la série.

Le concept est très important car l'objectif d'une série étant la multiplication d'histoires, il faut qu'il soit assez costaud pour tenir idéalement sur plusieurs saisons.

Tout doit être au service du concept. Il n'y a pas que l'inspiration qui compte, il faut de la réflexion et que tout soit en adéquation avec le concept. Il ne s'agit pas de s'agripper à toutes ses envies, il faut faire le tri et savoir se résigner, interchanger ses idées ou encore ses personnages. À ce stade, tout peut encore bouger.

Le concept rassemble les éléments essentiels qui caractérisent la série, à savoir :

- le sujet ;
- le ou les thème(s) ;
- le contexte ;
- le format ;
- le genre ;
- le ton.

Le concept d'abord

Écrivez le concept dans un premier temps sous forme de fiche-tableau, avant de passer à l'écriture à proprement parler. Ça va vous aider à mettre en place vos idées.

Voici un modèle de fiche tableau :

LE SUJET	C'est le fil conducteur, ce dont on veut parler dans l'histoire, avec le contexte, le conflit entre les personnages, le décor…
LES THÈMES	Les thèmes abordés de manière générale.
LE CONTEXTE	C'est le lieu et l'époque.
LE FORMAT	Le minutage (3', 7', 26', 52', 90') et le nombre d'épisodes souhaité. Par exemple : 6 × 52'.
LE GENRE	Drama ? Comédie ? Policier ? Science-Fiction ?
LE TON	Par exemple, humour satirique. Le ton peut être amené dans la manière de rédiger le texte du concept, en rapport avec le projet.

Comment passer du sujet au concept

Pour passer du sujet au concept, aidez-vous de *la caractérisation de l'histoire*.

Le sujet c'est l'histoire, un personnage, un conflit. Pour que l'histoire en elle-même soit singulière et puisse créer un concept, il est nécessaire que la forme de l'histoire (ou « caractérisation de l'histoire ») soit particulière ou originale. Par exemple dans *Orange is the New Black*, chaque épisode entremêle le présent des détenues et des flash-back sur un personnage en particulier. On est sur une double narration qui permet d'aérer le récit et de nous donner de nouveaux éléments sur le passé de chaque fille.

Pour passer du sujet au concept, aidez-vous *du thème de l'histoire*.

Le thème sous-jacent à l'histoire peut aider à passer du sujet au concept. Par exemple, une histoire sur un club de foot est une histoire banale. En revanche, la thématique des rencontres entre bourgeois et gamins paumés au travers du foot est un concept.

Pour passer du sujet au concept, aidez-vous *du point de vue d'un personnage*.

Le point de vue du personnage principal est également une manière de créer un concept fort. Dans *Breaking Bad*, le personnage principal, anti-héros par excellence, passe de professeur de physique/chimie à trafiquant de drogue. Au travers de ses actions, il souligne l'injustice du système américain. C'est son point de vue que l'on suit tout au long des épisodes.

Pour passer du sujet au concept, aidez-vous *du genre de l'histoire*.

Le choix du genre peut créer un concept. Beaucoup de séries se construisent en hybridant les genres. Par exemple, *The Knick* est une série policière-historique, *Empire* est un *soap-musical*. Grâce à ce double genre, l'histoire passe de banale à singulière et donne de la force au projet.

Quelques exemples de concepts originaux

Downton Abbey – Le sujet est la vie d'une famille de lords et de leurs domestiques, le récit est donc traité sur deux niveaux. La force

53

de la série est qu'elle est située au début du XXe siècle, avec une séparation sociale très forte, l'arrivée de la modernité et l'émancipation des femmes. Ce changement est annoncé dès le début du pilote avec l'annonce du naufrage du *Titanic*, métaphore de ce qui est en train d'arriver à la noblesse anglaise qui perd peu à peu ses domaines et son pouvoir. Le concept tourne autour de cette idée de choc des cultures.

Modern Family – La série montre le point de vue de trois familles modernes confrontées à l'éducation de leurs enfants. Le thème de chaque épisode est que quoi qu'on fasse, on n'est jamais le parent qu'on aimerait être ! Le truc en plus ? L'utilisation de deux genres, la *sitcom* et le *mockumentary*, c'est-à-dire l'utilisation au cœur de la *sitcom* d'un faux documentaire avec les personnages qui évoquent leurs ressentis en face caméra. Le sujet est enrichi par un thème et une hybridation de genre, porteur de comédie.

Les Sopranos – La série relate la vie d'un mafieux quelque peu dépressif qui suit une thérapie. Le concept est donné dès le départ : Tony Soprano a peur de ne pas être à la hauteur en tant que père de famille et chef de gang, ce qui est bien évidemment contradictoire puisque la mafia est synonyme de pouvoir. C'est un angle d'attaque nouveau sur la mafia et la famille, une fois de plus avec un mélange de deux genres, les séries de mafia et les séries familiales.

Dr House – En 2004, les co-créateurs David Shore et Paul Attanasion, ainsi que Katie Jacobs, ont présenté à la Fox une série médicale dont le concept était celui d'un polar à l'hôpital, où les médecins, qui ne portent pas de blouse blanche, enquêtent sur des symptômes et leurs causes ; une sorte d'*Experts* en milieu médical ! La Fox a été séduite et a tout de suite acheté la série.

Comment rédiger le concept

Bien qu'il y ait mille et une façons d'écrire un concept, il doit être rédigé de manière accrocheuse, synthétique et claire.

Sa longueur est variable, d'une à cinq pages. Tout ce qui définit la série et dont on vient de parler doit s'y trouver.

Comment donner envie de vous lire

Donnez envie de vous lire avec des procédés simples, par exemple:

- Le ton employé peut être comique si le projet est une comédie.
- Vous pouvez « emmener » votre lecteur en racontant directement le début de l'histoire ou en parlant du point de vue d'un personnage pour rentrer dans le sujet rapidement et l'intéresser.
- Vous pouvez rédiger votre concept avec des sous-thèmes, des titres, des parties pour structurer votre écrit.

La note d'intention

Le but est de mettre en valeur l'originalité de la série et ce qui fait son unicité. Dans cette partie, il est important d'expliquer en quoi le projet est différent et original et pourquoi vous avez choisi ce sujet.

Les intentions de l'auteur

N'hésitez pas à préciser votre point de vue et à défendre votre propos, encore plus si le projet est personnel. C'est bien d'indiquer votre relation particulière avec le sujet, votre vécu ou votre expérience. Votre légitimité renforce le projet que vous présentez. Les intentions peuvent s'écrire à la première personne, mais rien n'est obligatoire.

Utiliser les références avec modération

Dans votre note d'intention, vous pouvez placer des références, par exemple: «Ma série, c'est *Columbo* au féminin», ce qui, dans certains cas, aide le lecteur à se familiariser plus rapidement avec votre univers. Cependant, attention, c'est un procédé à utiliser avec précaution, nous sommes en France, certains producteurs n'aiment pas ce genre de raccourcis, surtout si vos références sont uniquement étrangères.

Les objectifs de la série

De prime abord, c'est à manier avec précaution car, en général, l'objectif de la série est de divertir, de faire réfléchir ou de faire rire. Cela peut paraître naïf et inutile.

Dans les objectifs de la série, vous pouvez identifier la cible visée. Bien entendu, il faut que ce soit justifié, par exemple pour une série jeunesse, car le langage et l'histoire sont conditionnés pour la cible. Autre exemple, avec une série sur le sport, vous pouvez indiquer qu'elle plaira aux fans de ce sport et préciser qu'elle est néanmoins accessible à tous. C'est utile lorsque le sujet semble très ciblé.

Les intentions ne doivent pas être trop longues. Pour information, vous pouvez placer les intentions en premier avant le concept.

Concept et intentions

N'oubliez pas, le **concept** décrit votre projet, les **intentions** expliquent pourquoi vous faites ce projet.

Les personnages

Dans une série, les personnages sont le nerf de la guerre. C'est sur eux que repose la série. On a envie de suivre leur histoire et de les revoir, un peu comme des amis. Ce sont leurs aventures qui font qu'on devient addict aux séries.

Dans la bible, les personnages apparaissent après le concept et les intentions. Ils sont souvent écrits sous forme de fiches, de portraits, organisés en rubriques. Ils sont décrits avec des *éléments objectifs informatifs* (nom, âge, physique), *des éléments psychologiques* (caractère, défauts, secrets) et *des éléments biographiques*. Chaque indication doit être justifiée et servir l'histoire.

Dans la présentation des fiches personnages, commencez par les personnages principaux, puis les personnages secondaires et enfin les *guests*. N'oubliez pas d'indiquer la relation de chaque personnage aux autres dans l'histoire, soit à la fin de chaque portrait, soit à la fin de toutes les fiches (rédigées ou sous forme de tableau).

La phase d'écriture des personnages est, dans un premier temps, plaisante ; il faut vous lâcher la bride et créer sans contrainte. Vous êtes à cet instant même « Dieu » créateur de profils ! Inspirez-vous de personnages de romans, de votre vie, de vos amis, vos connaissances... Amusez-vous ! Une fois que tout est écrit, coupez, rognez, ajustez et réfléchissez car il faut penser chaque personnage de manière conceptuelle, c'est-à-dire en rapport avec le concept. Pensez aux objectifs du personnage dans la série, à ses désirs profonds, à ses besoins, son problème moral. Une phrase peut vous aider à le définir.

Par exemple Tony Soprano dans *Les Sopranos* :

- Son objectif : maintenir un équilibre entre sa famille et la mafia.
- Le problème moral : donner un sens à sa vie.

Vous pouvez présenter vos personnages en utilisant la tridimensionnalité du personnage comme le décrit Syd Field :

- Première dimension : c'est la dimension psychologique du personnage (*traits de caractère*).
- Deuxième dimension : c'est la dimension sociale du personnage (*réseau relationnel, travail*).
- Troisième dimension : c'est la dimension physiologique du personnage (*homme, femme, physique*).

Vous pouvez également présenter vos personnages en évoquant le professionnel, le personnel et l'intime.

Dans la fiche, vous pouvez raconter le personnage à travers l'histoire en le reliant à l'intrigue, mélangeant ainsi caractéristiques au sens large et histoire. Cela peut le renforcer. À noter que ce procédé est surtout utilisé dans les séries feuilletonnantes, moins en comédie.

Toujours dans votre fiche, un personnage peut être caractérisé par une personnalisation incarnée visuellement ; par exemple, vous décrivez rapidement le logement de votre héros qui lui ressemble. Un personnage sans attache qui habite dans un appartement vide, sans décoration, est une incarnation visuelle. Le personnage existe aussi au travers de ses actions qui peuvent être décrites dans son portrait.

En ce qui concerne le style, si votre projet est une comédie (*shortcom, sitcom*), n'hésitez pas à écrire les fiches avec un ton humoristique ou à introduire des dialogues ou des citations pour rendre vivants vos personnages.

Enfin, n'oubliez pas, le plus important pour créer des personnages c'est de les aimer !

Vos héros ont aussi une histoire

Pensez à créer un passé à votre héros, les producteurs aiment bien que la *backstory* soit racontée !

Les héros multiples

Avant de décrire les différents types de personnages ainsi que leurs caractéristiques, faisons un petit détour par les séries à héros multiples, encore appelées « séries chorales ».

Bien que ce soit un exercice compliqué, étant donné le nombre de personnages principaux, c'est une formule qui marche bien. En effet, plus vos protagonistes sont différents et ont des caractéristiques et des tempéraments éloignés les uns des autres, plus votre audience pourra s'identifier et suivre assidûment la série. Ne laissez aucun détail au hasard… je parle ici de la parité. Essayez d'avoir le même nombre d'hommes que de femmes comme dans *Lost*. Le fait d'avoir plus d'hommes ou plus de femmes peut donner un sens différent à votre propos, créant une série de « filles », comme *Desperate Housewives* ou de « mecs » avec de la testostérone, comme la parodie de Kevin Hart *Real Husbands of Hollywood*. Par ailleurs, avant de construire véritablement vos fiches personnages, esquissez les grandes lignes avec pour chacun des atouts et des travers qui seront des freins[1] dans votre série. Vous pouvez faire une colonne par personnage et y inscrire les points positifs et négatifs

---

1. Par exemple, un personnage volontaire mais vite découragé est un frein, c'est-à-dire un ralentissement (pouvant créer des rebondissements) pour le groupe dans lequel il se trouve si nous sommes dans une aventure où tout le monde doit s'entraider et être positif pour s'en sortir. Être égoïste ou tyrannique sont des travers qui freinent l'action de groupe.

de chacun. Pensez à avoir par exemple un personnage fédérateur, un autre égoïste, démotivé…

Pour que l'essai soit transformé, pensez à bien répartir les intrigues et à donner plus ou moins le même temps d'antenne à chaque personnage. Notez que l'abondance de personnages ne signifie pas que vos intrigues sont à prendre à la légère, au contraire, il y a beaucoup de travail à fournir sur les arches narratives et sur les relations entre les héros. Concernant les intrigues, vous pouvez avoir une intrigue de groupe mêlée à des intrigues par personnage. C'est le cas de *How to Get Away with Murder*. Vos intrigues peuvent concerner chaque personnage indépendamment ou des petits groupes de personnages, comme dans *Friends*.

L'avantage d'une série chorale est qu'elle peut correspondre à tous les genres et tous les types de séries : une série feuilletonnante fantastique, une anthologie d'aventure, une sitcom… Bref, toutes les combinaisons sont possibles, laissant libre court à votre imagination. Par ailleurs, lorsque vous développez puis tournez une série chorale, il est plus facile de renouveler le casting si l'un de vos acteurs souhaite arrêter la série en cours de route. Un nouveau personnage peut remplacer ce départ et relancer l'intrigue.

Pour information, votre série chorale peut aller de quelques personnages à plusieurs, ne vous restreignez pas ! *Game of Thrones* par exemple, série d'*heroic fantasy*, est connue pour être LA série chorale par excellence avec 257 protagonistes pour la saison 3.

Rencontre avec Roméo Sarfati

Coutumier des plateaux, Roméo Sarfati a su très rapidement se faire une place dans le paysage audiovisuel français avec entre autres des séries chorales comme Une famille formidable *et* Sous le soleil.

Avez-vous eu connaissance de la fiche personnage de Nicolas Beaumont d'*Une famille formidable* ?

J'avais énormément d'infos. Au pre-mier rendez-vous, j'avais mes trois scénarios, je me souviens de la description du personnage. Nous avons eu un très bon professeur de théâtre qui nous a coachés et fait répétés tous ensemble. Ils ont vraiment essayé de créer cette famille. Les répétitions se sont faites entre tous les jeunes, sans les « parents ». La magie s'est produite au fur et à mesure des tournages.

Avez-vous eu le droit de proposer des choses concernant ce personnage ?

Oui en amont, d'une saison à l'autre. C'est ce qui m'arrive d'ailleurs sur la saison 12, toutes mes scènes sont des projets que j'ai proposés au réalisateur. En l'occurrence, j'avais demandé de retrouver mon fils. J'en avais parlé au réalisateur qui était assez d'accord avec moi. Pour la nouvelle saison, on est parti au Portugal pour que je retrouve mon fils qui a bien grandi. Ce genre de demandes prend du temps à mettre en place, mais elles se font car Joël Santoni, le réalisateur, est vraiment très à l'écoute.

Quelle est la force de Joël Santoni ?

Sa grande force, c'est qu'il est réalisateur et scénariste. Il est entouré d'une équipe mais c'est toujours lui qui est à la source des idées d'histoires, des changements de personnalités. Dans chaque saison il arrive toujours un truc à Nicolas Beaumont, un élément déclencheur qui change profondément sa personnalité. Du coup, il devient plus ou moins quelqu'un d'autre à chaque fois.

Y a-t-il des moments où vous êtes encore surpris par les histoires qui arrivent à votre personnage ?

Ah oui, complètement ! Quand je suis devenu homo ! Je ne comprenais pas ! Ça ne me dérangeait pas, au contraire. En revanche, il me fallait un déclencheur, donc j'ai demandé au réalisateur « pourquoi ? » sinon je n'arrivais pas à le jouer. Qu'est-ce qui fait que ce mec est devenu homo ? Il m'a dit : « Les dernières saisons tu as été cocaïnomane, accro aux jeux, tu as perdu un enfant, tu as failli perdre ta femme, tu es célibataire, seul et perdu, tu t'es battu avec ton père... à ce moment-là, il n'y a qu'un mec qui te tend la main. Ce mec, parce qu'il te sauve la vie, tu tombes amoureux de lui. » Avec cette explication, je me sentais prêt à y aller.

Le personnage principal

Le personnage principal, ou héros, est celui à qui arrive l'histoire et autour de qui se noue l'intrigue. C'est à travers lui que le spectateur s'intéresse au sujet, d'où l'importance de l'empathie. Le personnage principal a un objectif, mais il rencontre des obstacles, ce qui crée un conflit qui sera résolu ou pas. Il est nécessaire que le personnage principal n'ait qu'un seul objectif dans l'épisode car, dans le cas contraire, le spectateur peut se perdre. L'objectif gagne à être concret et précis pour le spectateur. Il faut identifier la quête du héros. La révélation de son objectif se fait grâce à l'action qui révèle la motivation du personnage.

Il existe trois types d'obstacles : l'antagoniste (un autre personnage), une circonstance ou le protagoniste lui-même (conflit intérieur).

Chaque personnage, le héros y compris, doit être construit en rapport aux autres faisant partie d'un réseau de personnages complexes où chacun occupe une fonction spécifique.

Quelles sont les différentes fonctions des personnages

Il faut développer les personnages une fois que le concept, le sujet et les thèmes sont définis. La création d'un personnage implique la création d'un réseau de personnages aussi appelé « constellation de personnages ». Vos personnages forment une grande famille avec des traits de caractère bien définis, comme dans votre propre famille !

Les personnages ne naissent pas séparément, ils sont « accouchés » les uns après les autres par le noyau de base de la série : le concept. Une erreur souvent commise est de considérer les personnages comme des individus distants et sans lien avec le reste de l'histoire ; ils ne seront alors pas capables de nourrir l'histoire ni même d'intéresser vraiment le spectateur.

Chaque personnage fait donc partie d'un réseau dans lequel chacun permet de définir l'autre, par ce qu'il est, ce qu'il n'est pas et ce que l'autre est. Dans la création d'un personnage, le plus important c'est de le comparer et le lier aux autres pour l'enrichir.

Une des manières de caractériser les personnages les uns par rapport aux autres, c'est de les définir en fonction du rôle qu'ils ont dans l'histoire :

• **Fonction du héros :** c'est le personnage principal qui a le problème principal et qui mène l'action pour le résoudre. Dans les séries chorales, c'est-à-dire avec des héros multiples, soit un personnage ressort du groupe et c'est lui le héros (comme Meredith Grey dans *Grey's Anatomy*), soit il s'agit d'une histoire de groupe avec des tensions et des conflits qui créent des lignes narratives séparées (comme dans *How to Get Away with Murder*), soit chacun des personnages incarne une facette du thème abordé dans la série (comme dans *Modern Family*).

- **Fonction du personnage secondaire** : c'est une fonction importante qui génère un contraste avec le rôle principal pour souligner les traits de caractère et les dilemmes du héros. Le personnage secondaire fait exister le héros.
- **Fonction de l'adversaire** : l'adversaire empêche le héros d'assouvir son désir, d'atteindre son but ce qui entraîne un conflit.
- **Fonction de l'adjuvant** : l'adjuvant est celui qui aide le héros et lui sert également de porte-parole. Il permet au téléspectateur d'accéder à l'intériorité du héros.
- **Fonction du faux allié** : le faux allié semble être du côté du héros, être un ami et, au final, il se révèle être un adversaire.

La construction des personnages par archétype

La construction par archétype est une autre manière de vous aider à élaborer votre famille de personnages.

L'archétype est un concept élaboré par Carl Jung, psychiatre suisse. Ce concept fait partie de la psychologie analytique qu'il a lui-même créée. Selon lui, chaque tendance humaine s'incarne dans un modèle de comportement type dû à l'expérience : c'est l'archétype.

John Truby a repris cette idée de personnage archétype dans son livre *Anatomie du scénario : cinéma, littérature, séries télé* (voir bibliographie).

L'archétype du roi

Le roi s'occupe de sa famille, de son peuple. Il est porteur de responsabilités et souhaite l'épanouissement des siens. La mission prend le pas sur l'affect. C'est un rôle clé. *A contrario*, le roi peut imposer des règles à son groupe dans un excès d'autorité. C'est le cas du capitaine de frégate Tom Chandler dans *The Last Ship*. Il a la responsabilité de l'équipage du destroyer *USS Nathan James* pendant l'épidémie qui décime la population sur Terre. Il ne réfléchit qu'en termes de mission.

L'archétype de la reine

La reine, très maternelle, protège les siens. Elle est attentive à leurs besoins. Cet archétype peut se révéler dangereux lorsque la mère, dans un excès de contrôle, se transforme en tyran ou exerce une forme de chantage affectif par pur égoïsme. La capitaine Laure Berthaud dans *Engrenages* est une reine. Elle protège comme une louve ses équipes, quitte à se mettre parfois en danger.

L'archétype du guerrier/guerrière

Le guerrier/guerrière s'affirme par la force, principe le plus important pour affirmer le bien. C'est un personnage qui se vit dans l'idée du combat perpétuel avec pour mission de faire triompher le bien. Parallèlement, cet archétype a un côté destructeur, il peut tuer tout ce qui ne participe pas de ses valeurs. C'est l'archétype de Clarke Griffin dans *The 100*. Rien n'arrête Clarke qui tente de faire triompher le bien et d'amener la paix entre les peuples, à n'importe quel prix.

L'archétype du mentor

Le mentor souhaite le bonheur de ceux qui l'entourent. Son but est de faire évoluer les gens de manière positive en transmettant sagesse et savoir. Le point négatif de cet archétype est que le mentor peut forcer son entourage à agir et à penser d'une certaine manière instaurant autoritarisme, sectarisme ou manipulation. Dans *Grey's Anatomy,* le professeur Weber est un mentor. Il transmet son savoir aux jeunes internes et souhaite les voir réussir.

L'archétype de l'escroc

L'escroc est rusé et malicieux. À l'aide de manœuvres bien pensées, il fait tout pour installer la confiance et obtenir ce qu'il souhaite. Malheureusement, l'escroc peut se transformer en menteur compulsif, uniquement préoccupé de son ego, enfermé dans son mensonge. Hannibal Lecter dans *Hannibal* est un véritable escroc. Il utilise son savoir, son charme et son pouvoir sur les mots pour installer la confiance entre lui et l'agent spécial Will Graham qui ne s'aperçoit de rien.

L'archétype du rebelle

Le rebelle trouve l'audace et la bravoure pour mettre en place des actions face au système. *A contrario*, le rebelle peut s'enfermer systématiquement dans une posture d'opposition sans jamais rien avoir à proposer. Reno Raines/Vincent Black dans *Le Rebelle* excelle dans cet archétype. Ancien policier, il est accusé de meurtre et sa tête est mise à prix. Il change d'identité et se bat contre le système en tant que chasseur de têtes.

L'archétype du génie

Le génie voit la vie en rose. Il montre la beauté du monde et porte les choses vers le haut. Le génie, de par son perfectionnisme, peut se retrouver dans une posture de destruction et d'anéantissement, si les valeurs ne correspondent pas à son système. Joséphine Delamarre dans *Joséphine ange gardien* est un génie. Cet ange aide les personnes en difficulté, transforme la réalité et résout ce qui ne fonctionne pas dans la vie des autres. Elle embellit l'existence de ses clients !

L'archétype de l'amoureux/amoureuse

L'amoureux cherche l'épanouissement de l'autre en lui procurant du soin, de l'amour et de l'attention. Le problème de cet archétype est que l'amoureux peut se noyer dans l'autre ou au contraire devenir tyrannique en exerçant un pouvoir malsain. Piper Chapman dans *Orange is the New Black* fait partie de cet archétype. Elle aime Alex Vause, au détriment de son fiancé Larry Bloom, qu'elle quitte rapidement une fois entrée en prison. Piper a tendance à se perdre dans cette relation.

Ces archétypes sont les archétypes de base et il en existe un bien plus grand nombre qui sont des variantes des principaux archétypes. On les trouve surtout dans les contes de fées : le méchant, la sorcière, la fée, l'éternel enfant… À vous de jouer à les repérer !

Empathie *versus* sympathie

Les personnages doivent être empathiques plus que sympathiques ! Un personnage sympathique fait qu'en général, nous sommes simplement d'accord avec lui sans aller plus loin. Un personnage empathique nous amène à comprendre sa logique et pourquoi il agit de telle ou telle manière. Nous ne sommes pas obligés d'adhérer, mais nous le comprenons et au final nous l'aimons. C'est le cas de l'anti-héros.

La mode de l'anti-héros

Un anti-héros est un personnage central d'une œuvre de fiction qui ne présente pas certaines, voire aucune, des caractéristiques du héros conventionnel.

Dans *Breaking Bad*, Walter White est un anti-héros par excellence. Homme ordinaire, les téléspectateurs vont suivre la descente aux enfers de ce personnage qui n'était pas prédestiné à cet avenir. Il devient un parrain de la drogue suite à l'annonce de sa maladie incurable. On ne cautionne pas forcément ses choix, cependant on comprend sa logique qui est de dire que le système de santé américain est mauvais et qu'il faut parfois utiliser certains chemins pour mettre sa famille à l'abri du besoin en cas de décès prématuré.

Dans la nouvelle série policière de la Fox, *Backstrom*, le héros éponyme est un détective qui boit, fume, sort, ment, arrive en retard sur les scènes de crime et qui pourtant résout les affaires policières ! La série repose sur sa personnalité et sa manière de travailler ; il se met à la place des meurtriers et, par déduction, cherche à comprendre leur fonctionnement. Il n'est pas le détective que l'inconscient collectif imagine… et pourtant il plaît !

Toujours dans l'univers des détectives, *Monk* n'est pas non plus le héros détective idéal. Affublé de 312 tocs et de diverses phobies, comprenant notamment la peur des microbes, de l'altitude, des serpents, du lait, du dentiste, de la foule, des abeilles… il mène l'enquête et trouve à chaque fin d'épisode les preuves pour expliquer comment le meurtrier a commis le meurtre et pour quelles raisons.

Dr House est aussi un anti-héros qui diagnostique les maladies de ses patients comme on résout des enquêtes policières. Il se montre souvent arrogant, cynique, anticonformiste et asocial. Il boite en raison d'une douleur chronique à la jambe droite. Il utilise une canne et abuse de Vicodin, analgésique à base de paracétamol et d'hydrocodone, pour soulager sa douleur. Il en devient drogué. Malgré tout, on le soutient, et c'est là tout l'art d'un anti-héros bien écrit.

Check-list de vérification des personnages

Dans l'excitation de la création des personnages, certains défauts dans leur construction sont à surveiller et à éviter. Soyez vigilant et remettez toujours votre travail en question! Voici une check-list des personnages à réécrire ou à supprimer s'ils sont présents dans votre projet...

- *Le personnage marionnette*: il transmet simplement un message mais n'existe pas, il n'a pas de vie ni de trajectoire.
- *Le personnage passif*: il subit, n'est pas moteur d'intrigue et n'a pas d'objectif. Vous pouvez transformer un tel personnage en lui faisant subir un obstacle déclenchant une intrigue. C'est le cas de Walter White dans *Breaking Bad*. Il est passif jusqu'au moment où il apprend qu'il est malade ce qui déclenche en lui un instinct de protection vis-à-vis de sa famille et donc de nombreuses intrigues.
- *Le personnage caricatural*: ce personnage est à éviter dans toutes les séries sauf dans les *sitcoms* et *les shortcoms*. En effet, les personnages y sont souvent caricaturaux et reposent sur des stéréotypes – le timide, l'ingénu, le méchant, le comique.
- *Le personnage avec un objectif trop large ou flou*: il faut que le personnage ait un objectif précis autrement le téléspectateur risque de se perdre. La caractéristique: «Il veut qu'on l'aime» est trop large, il faut resserrer.
- *Le personnage girouette ou incohérent*: il est caractérisé d'une certaine manière et agit d'une autre manière pour servir la série.
- *Le personnage trop peu différencié*: il ressemble à un autre personnage ce qui crée un doublon, que ce soit dans l'attitude, le but, le physique ou même le nom. Soit vous le fusionnez avec un autre, soit vous le transformez radicalement, soit vous le supprimez.
- *Le personnage superflu*: il n'a pas de vraie fonction, c'est en général un personnage coup de cœur que vous avez créé. Il peut être fusionné avec un autre personnage.

➜ Retrouvez au chapitre 4: « Votre boîte à outils »

- Trois fiches pour vous aider dans la rédaction de vos personnages.
- Les questions pour vous aider à connaître vos personnages.
- Tableau des relations entre personnages.
- Tableau des personnages stéréotypés (dans le cas d'une *sitcom/ shortcom*).

Rencontre avec Magalie Madison

Annette de Premiers Baisers *c'était elle ! Cette touche-à-tout a mené sa carrière tout en se diversifiant ; chanteuse, auteure, créatrice de pièces de théâtre, de shortcoms, elle est aussi à l'aise devant que derrière la caméra !*

Lorsque vous avez été retenue pour le rôle d'Annette, vous a-t-on donné la fiche personnage ?

Le rôle était déjà très établi, c'était un faire-valoir de Justine la protagoniste. C'était sa meilleure amie un peu nunuche, rigolote. Le but était de faire un personnage un peu décalé. C'était donc assez déterminé ; les tenues marquaient déjà bien le personnage. À part la voix que j'ai amenée, le personnage était déjà très écrit.

Avez-vous proposé des choses concernant votre personnage ?

Oui ça m'est arrivé. Comme on était jeune, c'était plus sur les fringues. J'avais envie qu'Annette se féminise, qu'elle soit un peu plus jolie. Je sais que parfois nos idées servaient pour les scénarios. J.-L. Azoulay était très présent. Il avait des écrans dans son bureau et il regardait et écoutait tout ce qui se passait en plateau ! Lorsqu'il entendait des idées intéressantes, il les incorporait dans les histoires !

Comment se passait une journée type de tournage ?

C'était 8 heures du matin à la Plaine-Saint-Denis avec une fin de journée à 23 heures, pour un épisode de 26 minutes. C'est un bon rythme qu'on retrouve maintenant quasiment dans tout ce qu'on voit.

Comment se passe la création de vos projets en général ?

C'est différent selon les projets. Sur le projet *Badher*, une *shortcom* que je développe sur les relations amoureuses *via* les réseaux sociaux, on est parti d'une impro. En revoyant les images, il y avait tous les ingrédients, tout était présent, les personnages, le propos également ! Ça s'est fait de manière inversée ; du coup, c'est plus dur de poser une note d'intention car il faut revenir en arrière pour savoir ce qu'on veut défendre avec ce projet.

Si un jeune créateur de série venait vous proposer un projet, que devrait-il faire pour vous amener à jouer dans son projet?

Je serais sensible à un beau dossier. Il faut se demander si la bible reflète bien le projet et les intentions. Le dossier doit être efficace et me faire comprendre rapidement ce que l'on me propose : format, durée, cible, nombre d'épisodes, pitch et qui me le propose. La note d'intention ne doit pas être trop longue si elle est suffisamment claire. Ensuite l'étape importante est la rencontre avec le porteur de projet. J'ai besoin de savoir qui est derrière, d'être rassurée. J'aime aussi avoir un peu de texte pour pouvoir me plonger dedans et voir comment parle le personnage.

Les arches narratives

L'arche, c'est la trajectoire entre le point de départ du personnage, au début de l'histoire, et son point d'arrivée. C'est la métaphore du trajet du personnage. C'est la diégèse, le temps pendant lequel va se dérouler l'histoire. Tout ce qui est avant le point de départ est le passé, la *backstory* et il n'est pas pris en compte dans l'arche (en revanche, il faut le développer dans la section « Personnages »). Les arches narratives concernent les séries feuilletonnantes. Dans une série bouclée on ne parle pas d'arche.

Les éléments d'arches narratives

Le personnage va vivre un certain nombre d'événements pour évoluer et arriver au point final qui est également la fin de l'histoire racontée, pas forcément la fin de vie du personnage. Pour certains personnages, il est possible que leur histoire ne corresponde pas au début de l'arche, car ils arrivent en milieu de saison par exemple.

En résumé, l'arche est la somme des événements marquants que le personnage va vivre pendant le temps de l'histoire, sachant que l'histoire, c'est la saison. Il y a donc une arche par personnage et par saison. Dans la bible, on ne met que des éléments d'arches de la première saison. L'arche décrit également l'évolution psychologique du personnage ainsi que ses relations avec les autres personnages principaux avec lesquels il est en relation.

Concernant la présentation, on peut intégrer les éléments d'arches au profil des personnages, soit une arche par fiche personnage, soit plusieurs personnages sur une même arche s'ils ont un même objectif, par exemple si l'histoire est celle d'un clan ou d'une famille.

Un document d'arche complet est en général développé dans un second temps et payé par le producteur. C'est un gros travail de groupe qui dure environ trois semaines et qui permet de réfléchir et de développer toutes les intrigues des personnages.

Pour les séries de comédie (*sitcom*, *shortcom*...), il n'y a pas d'arche. Il faut, en revanche, développer des thèmes d'épisodes, des histoires, des intrigues bouclées et les inclure dans la bible, dans la section *storylines*/synopsis.

Comment élaborer les éléments d'arches narratives

Il n'y a pas de méthode particulière pour écrire les éléments d'arches. Il faut creuser les idées qui vous viennent et trouver les points essentiels à développer en fonction du conflit et des personnages, le tout sur la saison. Le but est de donner envie au lecteur, de le séduire avec vos idées.

Pour vous aider, vous pouvez écrire les scènes fortes, cohérentes avec la trajectoire globale du personnage. Vous pouvez également, dans un premier temps, écrire les arches sous forme de fiche, de tableau ou en utilisant des Post-it comportant des éléments, des scènes, des idées que vous collez sur le mur pour un aperçu global. Pour les Post-it, utilisez différentes couleurs, par exemple pour différencier les personnages. Vous pouvez aussi organiser vos Post-it par couleur selon que vous abordez l'intrigue principale, l'intrigue secondaire, etc.

Le développement des arches est le moment où émergent les premiers éléments, les premières intrigues. Surtout ne vous inquiétez pas s'il manque des liens ou des histoires ; vous pouvez simplement évoquer les conflits sans divulguer les points d'arrivée. Vous pouvez soulever certaines questions et donner de multiples pistes sans réponse. Cependant, si la fin est importante pour comprendre le concept, vous pouvez l'écrire pour justifier le message.

Dans la bible, les éléments d'arches sont des promesses pour chaque personnage. Il faut définir les trajectoires principales pour alimenter l'intrigue principale ; ce n'est donc pas la peine de tout développer.

Dans le documentaire *Showrunners : The Art of Running a TV Show* réalisé par Des Doyle, vous pourrez voir à quoi ressemble la *writer's room* de *Person of Interest*. Aucun Post-it, mais de nombreux tableaux : des tableaux pour les épisodes avec l'intrigue de chaque personnage et un tableau spécial avec les questions à résoudre pendant la saison.

➜ Retrouvez au chapitre 4 : « Votre boîte à outils »
  – Flèche des éléments d'arches par personnage.
  – Tableau des éléments d'arches par épisode.
  – Tableau des intrigues par épisode.

L'arène

L'arène est le lieu et les décors principaux dans laquelle se déroule l'histoire et évoluent les personnages. Par exemple, l'arène d'*Urgences*, c'est l'hôpital ; l'arène de *Pan Am*, c'est un avion. Il est essentiel de la présenter car elle est un élément de la récurrence ; le but de la série est de retrouver chaque semaine les mêmes personnages et les mêmes lieux. Les décors doivent être immédiatement identifiables d'un épisode à l'autre. Pour des raisons économiques, il est important de ne pas avoir trop de lieux différents.

Dans cette partie, il faut décrire les lieux, les décors principaux et leurs fonctions, s'ils en ont une. Vous pouvez aussi inclure des photos, des images, des dessins. S'il y a des décors extérieurs qui se révèlent importants pour l'intrigue, il est impératif de les évoquer.

Les lieux peuvent être une extension du personnage ; c'est une autre manière de le définir, un autre vecteur de caractérisation. C'est le cas, par exemple, de la description d'une chambre vide, aseptisée, qui renverrait à un personnage sans attache. Si c'est le cas, il faut le mettre en avant.

Certains décors peuvent remplir une fonction dramatique dans l'histoire. Dans *Downton Abbey* par exemple, la cour est le lieu où les serviteurs complotent, ce qui crée un système de récurrence. Le téléspectateur repère le lieu et sait que des révélations vont être faites. Dans la bible, si le lieu a une telle fonction, il faut bien évidemment le décrire et y installer les tenants et les aboutissants de l'histoire.

Si les lieux font partie intégrante de l'histoire, qu'ils sont personnifiés avec une fonction dramatique à part entière, notifiez-le.

Rencontre avec Hervé Hadmar

Hervé Hadmar est showrunner *sur de nombreuses séries telles que* Signature, Pigalle, la nuit, Au-delà des murs *ou encore* Les Témoins.

Comment créez-vous une série ?

Je pars d'une atmosphère et d'une arène. Sur *Pigalle, la nuit*, je voulais faire une série chorale dans le quartier de Pigalle, qui génère une atmosphère particulière et dit des choses sur notre société.

Quand vous êtes allé voir Canal + avec ce projet, aviez-vous écrit une bible ?

Je n'écris jamais de bible ! Avec Marc Herpoux mon co-scénariste, on écrit des 6 ou 8 × 52'. Une bible est indispensable lorsqu'on travaille en atelier sur des séries longues. Nous pensons la série, nous la structurons, nous recouvrons les murs de plans et de Post-it puis, de plus en plus, nous écrivons directement le pilote dialogué.

Quand tout se met en place, avez-vous une vision claire de la manière de filmer ?

Oui, très vite ! Pour *Les Témoins*, j'avais les couleurs ; je savais que ça serait filmé de manière très stable, avec des cadres très précis. Il fallait que la mise en scène soit très figée. Avec Marc, on voulait faire un thriller nordique.

Comment travaillez-vous avec Marc ?

On parle des couleurs, des formes, de ce que ça raconte, des personnages, des intrigues. Ça peut durer quelques semaines. Ensuite, on travaille sur la dramaturgie. On a des grands *paperboards*, des fiches, on découpe en 3, 6 ou 8 épisodes ; on réfléchit en termes de blocs narratifs, de *cliffs*, de climaxs, d'axes... Pour *Les Témoins*, je voulais que dans le 3e épisode, la mise en scène change : une autre maison témoin avec de nouveaux cadavres pour redémarrer l'histoire à zéro. 30 % des téléspectateurs des épisodes 3 et 4 n'ont pas vu les épisodes 1 et 2. Comme les épisodes sont diffusés par deux, le *cliffhanger* des épisodes pairs doit être plus fort que celui des épisodes impairs. On a des outils qui nous permettent de construire l'histoire. On sort de la deuxième étape avec un squelette très précis. Après on commence à écrire chacun de son côté.

Et si les dialogués[1] ne plaisent pas à la chaîne ?

On réécrit et on recommence ! Sur *Les Témoins*, dans la première version, le personnage principal était Paul Maisonneuve. Au bout de 8 mois de travail, France 2 trouvait qu'on refaisait ce qu'on avait déjà fait avec *Les Oubliés* et *Signature*. On a donc décidé de changer le point de vue en déplaçant la caméra sans changer le personnage principal. Sandra est devenue le personnage point de vue. Résultat, c'était bon. Sur tous les projets, il y a un moment où tout bascule !

Et si vous aviez fait une bible ?

La bible était sur nos murs. La structure des épisodes, la documentation, les personnages... seulement personne n'en a connaissance. Je ne suis pas fan du document « bible » qui ne sert, en général qu'à rassurer producteurs et diffuseurs. Écrire une série, ce n'est pas avoir les réponses à toutes les questions à un instant *t*. L'écriture d'une série, c'est vivant. La série évolue dans le temps et l'espace. Elle change, se transforme avec ses créateurs. Écrire une bible, c'est refuser cette mutation.

L'univers visuel et sonore

Dans la bible, il est possible de parler de l'esthétique, de l'évoquer du point de vue du scénariste, sans trop détailler. Être trop technique en utilisant des termes tels que *travelling*, pano, contre-plongée, serait maladroit, surtout si vous n'êtes pas le réalisateur du projet. La bible est une description du résultat, pas une note de réalisation.

Dans cette partie, vous devez traduire en mot vos visions, les sons, les ambiances, les couleurs du projet.

Conseil

C'est une partie optionnelle. Si vous ne savez pas quoi écrire dans cette rubrique, abstenez-vous.

---

1. C'est-à-dire les scénarios.

La réalisation

Il faut utiliser des mots qui ont du sens pour un scénariste. Vous pouvez parler de la réalisation en termes de rythme (rapide, lent, saccadé, fluide), évoquer certains mouvements si ça se justifie (caméra épaule, plan séquence), parler de références visuelles (photos, films, séries, dessins), parler du lieu qui vous a inspiré, de sensations…

Il est possible aussi de noter les rythmes et les mouvements en lien avec le point de vue d'un personnage ; par exemple, si la série est en mono-point de vue et si le téléspectateur est censé être « dans la tête » d'un personnage qui a des visions. Autre exemple, si le personnage est tourmenté, il est possible de préciser une manière de filmer frénétique, d'enchaîner les plans au montage…

Concernant les décors, s'ils font partie de la série, qu'ils en sont l'ADN, il faut préciser si ce sont des décors naturels ou en studio.

Les effets visuels : lumière/image

En tant que scénariste, il est possible d'évoquer la lumière, les ambiances, les sensations visuelles. Décrivez, traduisez ce que vous aimeriez voir à l'écran. Est-ce très lumineux, éclatant, sombre, numérique, granuleux ? La série se déroule-t-elle à une époque précise ? Quel est son genre ? Fantastique ? Héroïque ? Animation ? Historique ? Avec des images d'archives intégrées ? Est-ce une *sitcom* ou une *shortcom* avec des *split screens*, c'est-à-dire avec un écran divisé en plusieurs images ?

Le jeu des comédiens

Évoquez le jeu des comédiens s'il y a un véritable enjeu. Par exemple, si la série part d'une démarche d'improvisation, si la série doit être très réaliste et que les comédiens ne sont pas de vrais acteurs ou si l'un des personnages joue beaucoup avec son corps, surtout dans les comédies.

Le son et la musique

Si certains sons ou musiques sont justifiés dans la série, dites-le. C'est le cas de séries comme *Glee* ou *Empire*.

La mécanique narrative

Très peu de bibles mentionnent ce genre d'éléments. Tout dépend des projets et du traitement esthétique en lien avec le concept. Rappelez-vous, tout doit faire sens dans votre série et votre bible.

Les principes et les structures de narrations permettent de définir la structure type d'un épisode au travers de différentes rubriques. On retrouve cette partie souvent pour des programmes courts qui, la plupart du temps, reposent sur la structure.

Le nombre d'intrigues par épisode

Si vous avez trois intrigues dans votre pilote, vous devrez avoir trois intrigues dans chaque épisode. Pour des 26 minutes comme *Friends*, c'est souvent trois intrigues ; pour des 52 minutes, c'est entre quatre et huit intrigues, parfois plus. N'oubliez pas : une intrigue est définie comme tel en trois séquences minimum, donc en trois actes, avec l'exposition, le développement et la résolution.

Le type d'intrigues

La précision du type d'intrigues se fait généralement avec les séries policières ou médicales. Par exemple, dans tous les épisodes de ma série policière, il y aura une intrigue sentimentale et une intrigue policière ou dans ma série médicale, il y aura deux intrigues bouclées médicales et trois intrigues feuilletonnantes entre les personnages principaux (relationnel/sentimental).

La hiérarchie entre les intrigues

Il faut définir l'intrigue principale (type feuilletonnante par exemple) et indiquer les intrigues secondaires bouclées.

Le *teaser*

Y aura-t-il un *teaser*, c'est-à-dire un pré-générique accrocheur pour lancer l'intrigue principale ? La série commence-t-elle juste après le générique, sans *teaser* ?

Le *cliffhanger*

Précisez s'il y a un *cliffhanger*, c'est-à-dire un épilogue accrocheur qui annonce l'épisode suivant à la fin de votre épisode. Le *cliffhanger* est très souvent utilisé dans les séries feuilletonnantes pour donner envie aux téléspectateurs de revenir voir la suite.

Les principes narratifs particuliers

Indiquez s'il y a une voix *off*, comme dans *Grey's Anatomy*.

Dites s'il y a des vignettes, à savoir une image découpée à l'intérieur d'une autre image (on le voit par exemple lors des journaux télévisés lorsqu'il y a une traduction sourd-muet), ou si la vignette représente un plan muet qui illustre ce qui est dit dans la séquence principale.

Précisez les images mentales, comme dans *Six Feet Under* où le père est une image mentale, une sorte de rêve éveillé.

Notifiez la place des dialogues dans les épisodes : série très bavarde, peu bavarde, contemplative…

N'hésitez pas à indiquer comment l'épisode s'ouvre et comment il va être traité.

Les storylines *et/ou synopsis*

Dans la bible, on peut écrire les *storylines* ou même les synopsis.

La *storyline* est la description de chaque intrigue de l'épisode en cinq ou six lignes par intrigue. Le synopsis est plus long, en général une ou deux pages. Il met en valeur les articulations dramatiques à l'intérieur de chaque intrigue.

Que ce soit dans les *storylines* ou les synopsis, il faut mettre en valeur les moments clés de l'histoire et des intrigues. Dans le synopsis, les intrigues peuvent être écrites les unes après les autres ou complètement imbriquées reflétant l'histoire finale.

Le pilote (en option)

Le pilote donne l'ADN de la série, le code, le ton, la formule. C'est une invitation ouverte à voyager dans la série pour la découvrir.

Dans le pilote, un certain nombre d'éléments principaux doivent être évoqués comme :
• les bases dramaturgiques ;
• les personnages principaux et secondaires ;
• les intrigues principales et les incidents déclencheurs ;
• la structure narrative (voix *off*, nombre d'intrigues, rythme, *teaser*…) ;
• l'identité visuelle et sonore.

À l'échelle de la saison, le pilote est une sorte de grande exposition.

La structure d'un pilote se présente de la façon suivante :

Ouverture
• Avec *teaser* ou sans.
• Présentation du personnage principal.
• Intrigue principale.

GÉNÉRIQUE IN

Acte 1 ou exposition
• Présentation des personnages avec chaque intrigue.
• Élément déclencheur.
• 1er nœud dramatique.

Acte 2 ou développement.
• Développement des intrigues.
• Montée dramatique avec des obstacles de plus en plus forts face au héros.
• Climax.

(Si 4 actes:) L'acte 3 continue de monter en tension avec au milieu de l'acte 2 et 3 un 2e nœud dramatique qui laisse le spectateur en haleine !

Acte 3 (ou 4) ou résolution.
• Dénouement.

GÉNÉRIQUE OUT

Quand écrire un pilote

L'écriture d'un pilote est obligatoire lorsque le projet est une comédie du type *sitcom* ou *shortcom*. Sur ce genre de formats, de plus en plus de producteurs s'attendent à ce que le pilote soit tourné, surtout lorsqu'il s'agit de *shortcom*. Ça ne coûte pas cher et c'est facilement réalisable. En ce qui concerne le format 26 minutes des sitcoms, vous pouvez réaliser un *teaser* de quelques minutes pour montrer l'ambiance de votre projet. Ça peut aider le producteur à se projeter dans votre série.

Rappel des bases du scénario

De nombreux livres existent sur les techniques d'écriture de scénario ; si vous êtes vraiment novice, n'hésitez pas à vous en procurer un (voir bibliographie). Ce chapitre va néanmoins rafraîchir la mémoire de ceux qui se sont déjà frottés à cet exercice, parfois compliqué !

Souvenez-vous d'abord que tout ce qui ne joue pas ou qui ne sert à rien dans l'histoire ou dans la définition des personnages doit être supprimé du scénario. Il doit montrer ce qui apparaîtra à l'écran. N'écrivez pas « Ellipse » ou « Un peu plus tard », montrez que le temps est passé, subtilement, à l'aide du décor (une pendule, les arbres qui perdent leurs feuilles pour signifier les saisons)…

L'action d'un scénario se déroule toujours à l'instant présent, donc vous devez écrire au présent, même si la scène se réfère au passé.

Utilisez des phrases simples avec sujet, verbe, complément. Vous devez penser comme les journalistes : une phrase, une idée. N'employez pas de termes compliqués si ça n'est pas nécessaire. Dans une série, les intrigues vont droit au but, donc le scénario de chaque épisode doit être concis et raconter l'essentiel.

Relisez bien votre scénario et éradiquez-les « on » s'il y en a.

On voit une voiture passer au feu rouge. **NON**

Une voiture passe au feu rouge. **OUI**

Le scénario est composé de trois parties, à savoir l'intitulé des scènes, le corps des descriptions et les dialogues.

La typographie d'un scénario

Certains logiciels spécifiques, comme Final Draft ou CeltX, permettent une mise en forme automatique du scénario, que ce soit dans la typographie ou la présentation. Si vous écrivez avec un logiciel de traitement de texte, comme Word, le tableau ci-dessous peut vous être très utile ! J'utilise la typographie « Courier » en 12. C'est d'ailleurs une typographie que l'on retrouve la plupart du temps dans les scénarios professionnels, en hommage aux premiers scénarios qui étaient tapés à la machine à écrire.

PARTIES DU SCÉNARIO	TYPOGRAPHIE	TAILLE	EXEMPLE
Pour les ordinateurs Mac Typo: Courier			
• Intitulé de séquence • Personnage qui parle	Courier Geneva Helvetica Times New Roman	12 12 12 14	INTITULÉ DE SÉQ PERSONNAGE
• Corps des descriptions • Didascalies • Dialogues	Courier Geneva Helvetica Times New Roman	12 12/14 12 14	– Corps des descriptions – *(Les didascalies)* – Les dialogues
Pour les ordinateurs PC Typo: Times New Roman			
• Intitulé de séquence • Personnage qui parle	Courier Arial Times New Roman	12 12 14	INTITULÉ DE SÉQ PERSONNAGE
• Corps des descriptions • Didascalies • Dialogues	Courier Arial Times New Roman	12 12 14	– Corps des descriptions – *(Les didascalies)* – Les dialogues

L'intitulé de séquence

Un scénario est divisé en séquences. Une séquence se définit par son unité de temps, de lieu et d'action. Dès qu'un de ces trois critères change, il faut changer l'intitulé de la séquence.

Pour écrire un intitulé de séquence, certaines informations sont indispensables telles que le numéro de la scène, INT/EXT, les effets (jour, nuit, après-midi, soir) ainsi que le lieu où se déroule la scène, avec la possibilité de rajouter un sous-lieu.

Plusieurs présentations sont possibles, il n'y a pas de règles. Si un intitulé se trouve en bas d'une page, repoussez-le avec le reste de la séquence. Voici des exemples, du plus simple au plus élaboré ! Sur chaque exemple, on peut mettre ou enlever le chiffre à droite. Personnellement, je le mets car c'est plus simple et plus rapide pour retrouver une séquence, surtout lors d'une lecture avec les comédiens.

```
8. INT/JOUR - APPARTEMENT FANNY

8     INT/JOUR - APPARTEMENT FANNY

8     INT/JOUR - APPARTEMENT FANNY                    8

8     APPARTEMENT FANNY - INT/JOUR                    8

8     INT - APPARTEMENT FANNY - JOUR                  8

8     (Flash Back) et l'intitulé de votre choix       8

8     (Flash Forward) et l'intitulé de votre choix    8

8     INT - APPARTEMENT FANNY - Salle de bains - JOUR 8

8     INT - APPARTEMENT FANNY - Salle de bains - JOUR 8
      (midi)
```

La mise en page du scénario

Pour le confort de la lecture, évitez que les pieds et les hauts de page coupent la lecture avec des informations trop présentes, du type votre nom, vos coordonnées, la date, etc.

Par ailleurs, il est d'usage d'imprimer le scénario uniquement en recto avec une pagination correcte et une numérotation indispensable.

En ce qui concerne les reliures, évitez les trombones et les pochettes plastiques avec des feuilles volantes. Utilisez la réglette ou le boudin à spirale (qui a la préférence des producteurs) qui donnent à votre projet un aspect impeccable.

Le scénariste n'est pas le réalisateur

En tant que scénariste, vous ne devez pas empiéter sur le travail du réalisateur. Bien que le vocabulaire technique soit banni, trouvez des astuces, des mots qui indiquent le plan que vous souhaitez faire.

> GP sur le doigt de Fanny qui éteint la télé. **NON**
>
> Le doigt de Fanny éteint la télé. La lumière verte se coupe. **OUI**
>
> Contre-plongée sur Fanny qui écrit un texto. **NON**
>
> Vue d'en haut, Fanny écrit un texto. **OUI**

Vous pouvez suggérer l'échelle d'un plan avec des termes comme « au loin », « à perte de vue »…

Vous pouvez également décrire une action qui sous-entend le déplacement, donc le travelling, sans utiliser ce terme.

> Travelling sur Fanny qui marche dans les allées de la bibliothèque. **NON**
>
> Fanny marche dans les allées de la bibliothèque, le long des étagères, sans s'arrêter. Elle regarde les livres qui s'enchaînent de manière interminable. **OUI**

De même pour un panoramique vertical par exemple.

> Panoramique sur Fanny qui enfile son bas. **NON**
>
> Fanny glisse son pied droit dans son bas, les mailles se tendent et se plaquent le long de sa jambe, tout d'abord sur son mollet, son genou puis sur sa cuisse. **OUI**

Il en est de même pour les indications concernant la musique. Intégrez-la au récit.

> Fanny est terrorisée, elle tient un couteau de cuisine à la main. On entend des violons jouer dans les aigus. **NON**
>
> Fanny est terrorisée, elle tient un couteau de cuisine à la main. Soudain, dans un appartement voisin, une radio diffuse la 9e suite de Bach. **OUI**

Exceptionnellement, il est possible d'écrire « insert » dans une séquence.

Fanny est allongée sur son lit à côté de son téléphone.

INSERT

Le téléphone s'allume et affiche un message de Marc.

FIN D'INSERT

Fanny prend son portable.

L'écriture du montage parallèle

Si deux actions se déroulent en même temps, rédigez ce que l'on verra au final. Dans la numérotation des intitulés de séquences, vous pouvez utiliser d'autres procédés.

1. INT - APPARTEMENT FANNY/SALLE DE BAINS — JOUR

FANNY se brosse les dents.

2. EXT - RUE PIÉTONNE - JOUR

MARC marche d'un pas rapide.

3. INT - APPARTEMENT FANNY/SALLE DE BAINS - JOUR

FANNY rince sa bouche et essuie son visage.

4. EXT - RUE PIÉTONNE - JOUR

MARC prend son téléphone portable et compose un numéro. Il marche toujours aussi rapidement.

1.1 INT - APPARTEMENT FANNY/SALLE DE BAINS — JOUR

FANNY se brosse les dents.

2.1 EXT - RUE PIÉTONNE - JOUR

MARC marche d'un pas rapide.

1.2 INT - APPARTEMENT FANNY/SALLE DE BAINS - JOUR

FANNY rince sa bouche et essuie son visage.

2.2 EXT - RUE PIÉTONNE - JOUR

MARC prend son téléphone portable et compose un numéro. Il marche toujours aussi rapidement.

1. INT - APPARTEMENT FANNY/SALLE DE BAINS — JOUR

FANNY se brosse les dents.

2. EXT - RUE PIÉTONNE - JOUR

MARC marche d'un pas rapide.

1B. INT - APPARTEMENT FANNY/SALLE DE BAINS - JOUR

FANNY rince sa bouche et essuie son visage.

2B. EXT - RUE PIÉTONNE - JOUR

MARC prend son téléphone portable et compose un numéro.
Il marche toujours aussi rapidement.

Les personnages dans le scénario

Certains scénaristes écrivent les noms des personnages en majuscule dès qu'ils les nomment. Résultat un prénom peut être écrit trois fois en majuscule en l'espace de deux phrases, ce qui est beaucoup trop et peut gêner la lecture.

Vous pouvez écrire le prénom de chacun de vos personnages en majuscule, une fois par séquence dès qu'ils apparaissent à l'écran.

Vérifiez que chaque personnage a le même nom ou la même dénomination du début à la fin. N'appelez pas un personnage « Marc » au début et « Boss » trois lignes plus loin. Les lecteurs se perdront !

Pour vous aider, n'hésitez pas à inscrire le nom de vos personnages en dessous de l'intitulé de séquence.

2 INT/JOUR - APPARTEMENT FANNY - SALON   2

(FANNY, JEAN, MARC)

Les fonctions des didascalies

Les didascalies dont nous parlons ici sont les indications qui se trouvent à côté du nom du personnage. En effet, certains scénaristes appellent didascalies le corps des descriptions qui se trouve sous l'intitulé de séquence.

Les didascalies définissent :

- l'humeur du personnage et l'interprétation (*contente* et *en murmurant*) ;
- une action à faire en même temps que la réplique ;
- le timbre de la voix (*claire*, *rauque*) ;
- le destinataire de la réplique ;
- l'absence d'un personnage dans le cadre (voix *off*).

Pensez à toujours écrire ce que dira le comédien. N'utilisez pas d'abréviations.

Si les répliques sont superposées, car deux personnages parlent en même temps, vous pouvez travailler en colonne ou les relier avec une accolade.

Les dialogues

Les dialogues sont la partie la plus complexe d'un scénario avec trois types d'indications :

- le nom du personnage qui parle ;
- les didascalies (en option) ;
- le dialogue.

Il y a plusieurs façons de placer les didascalies dans les dialogues ; cependant, si l'indication que vous écrivez n'est pas nécessaire, abstenez-vous. En effet, certains comédiens ou réalisateurs les barrent pour laisser libre court à leur travail et leurs propres options de jeu. Elles sont utiles néanmoins avec de jeunes acteurs sans expérience car elles peuvent les guider dans la palette d'émotions.

> **FANNY** (*Contente*)
>
> Je n'en reviens pas !

> **FANNY**
>
> (*Contente*)
>
> Je n'en reviens pas !

> **FANNY**
>
> (*Contente*)

Je n'en reviens pas !

    (*Souriante*)

Comment t'as su ?

        FANNY

    (*Contente*)

Je n'en reviens pas ! (*Souriante*) Comment t'as su ?

Les fonctions du dialogue

Le dialogue a de multiples fonctions dont vous devez vous servir. Le dialogue sert à :

- exprimer la pensée du personnage ;
- révéler les caractéristiques sociales et personnelles du personnage ;
- faire avancer l'intrigue, toujours fournir une information liée à l'histoire, à l'intrigue et qui ne peut être décrite en images ;
- créer de la dynamique entre les personnages ;
- créer des émotions ;
- établir le ton du film.

Le dialogue

- Le dialogue ne doit pas remplacer l'action.
- Le dialogue ne répète pas l'action.
- Le dialogue repose sur une situation dramatique, comique dans le cas des *sitcoms* et *shortcoms*.
- Le dialogue est un faux langage parlé, il faut supprimer ce qui ne sert à rien et aller à l'essentiel.
- Le dialogue doit surprendre, évitez les échanges banals et attendus.

La dramaturgie du scénario en 3 actes

Un scénario est composé d'un début, d'un milieu et d'une fin. Ces trois parties sont regroupées en trois actes.

Acte 1

C'est l'exposition rapide. Il faut accrocher les téléspectateurs en leur révélant les enjeux et le conflit. L'exposition d'une durée approximative de 15 minutes pour un film d'1 heure 30, est en général comprise entre 5 et 10 minutes pour un 52 minutes et de 1 à 5 minutes pour un 26 minutes.

L'exposition permet de :

- situer l'arène, c'est-à-dire le lieu du film (lieu géographique, social, temporel, etc.), l'ambiance générale ;
- présenter les personnages principaux ;
- présenter la question dramatique fondamentale ainsi que l'opposition fondamentale ;
- donner les enjeux qui seront développés dans l'épisode, voire dans la saison ;
- donner le style ou le genre de la série.

Très schématiquement, l'exposition se déroule ainsi :

Dans un certain lieu et à une certaine époque, on découvre le personnage principal. Suite à un incident déclencheur qui remet en cause son existence, le personnage doit définir son objectif. Va-t-il y parvenir ?

Si l'on prend la série *Empire* de Lee Daniels et Danny Strong, voici ce que ça peut donner :

Aux États-Unis de nos jours, Lucious Lyon, ancienne star du hip-hop, est l'un des plus riches producteurs de musique grâce à son label Empire Records. Suite à des examens médicaux, Lucious apprend qu'il est atteint d'une maladie incurable. Il décide de mettre en compétition ses trois fils aux caractères bien différents afin de décider lequel reprendra l'empire paternel. Va-t-il y parvenir ?

À la fin de ce premier acte, la question dramatique se pose : notre personnage va-t-il atteindre son but ?

Dans cette exposition, il est important de donner les informations nécessaires et suffisantes au lancement de l'histoire.

La fin de l'acte 1 est établie quand le protagoniste, ayant déclaré son objectif, met tout en œuvre pour l'atteindre. L'incident déclencheur nous emmène vers le nœud dramatique : c'est une surprise qui prend de court le protagoniste ; c'est le tournant de l'histoire.

Si le personnage est actif au début de l'épisode, l'obstacle qui surgit va à l'encontre de l'objectif du personnage. Si au contraire, le personnage est passif, le problème surgit dans la vie du personnage. C'est le cas dans notre exemple avec *Empire*, puisque Lucious n'avait aucune raison de léguer son empire à l'un de ses fils. Notre personnage était passif jusqu'à l'apparition de sa maladie.

Acte 2

L'acte 2 est l'acte le plus long. C'est le développement de l'histoire qui raconte comment le personnage avance. Cet acte est composé d'intrigues, d'obstacles, d'antagonistes, d'éléments nouveaux… Dans cet acte, on trouve un deuxième nœud dramatique, plus fort que le premier. C'est une sorte de point de non-retour, le personnage ne peut plus revenir en arrière.

La fonction de ce nœud dramatique sert à :

- emballer l'histoire ;
- relancer l'intrigue ;
- décupler les enjeux de l'épisode en rendant la réponse à la question dramatique encore plus difficile ;
- donner une autre direction ou une nouvelle direction ou encore une autre dimension à l'action ;
- marquer les passages entre les différents actes.

Juste avant de basculer dans l'acte 3 se trouve le climax, le point culminant de l'histoire, souvent amené par une scène forte qui indique si l'objectif est atteint ou non. C'est la réponse à la question dramatique posée au début.

Acte 3

En général, il est assez court, c'est la résolution ; les nœuds sont dénoués.

Comment structurer l'épisode

Pour vous aider à structurer votre épisode, racontez votre histoire en utilisant la phrase qui suit. Remplacez les espaces et les mots en gras par votre récit:

«Un **personnage** qui... suite à un **incident**... se doit d'atteindre un **objectif**... il fera face à de nombreux **obstacles**... jusqu'à ce qu'il **atteigne** ou **non l'objectif initial**... et qu'il y ait une **résolution**.»

Autre structure

Il existe une autre structure dans la composition d'un épisode, qui comporte non pas trois, mais quatre ou cinq actes. C'est une structure que l'on retrouve dans la plupart des séries américaines et dont la raison d'être est due aux coupures publicitaires.

Teaser au début (accroche)

GEN IN

Acte 1 – Exposition + *cliffhanger*

PUB

Acte 2 – Conflits + *cliffhanger*

PUB

Acte 3 – Montée en tension avec une impulsion pour l'arrivée du climax + *cliffhanger*

PUB

Acte 4 – Climax et conclusion + *cliffhanger* prochain épisode

GEN OUT

À noter

Un épisode de 52 minutes est composé de 30 à 40 séquences. Un 26 minutes contient 10 à 30 séquences en moyenne.

➜ Retrouvez au chapitre 4: «Votre boîte à outils»
  — Fiche de lecture pour évaluer votre bible ou votre pilote.

– Structure d'un épisode de *H*.

Exemple de présentation d'un scénario

FADE IN[1] - ESTA[2] MAISON À LA CAMPAGNE

1. INT - SALON - JOUR   1

(ANDRÉ, GÉRARD, MARIE)

Petite maison à la campagne. La décoration est ancienne, cossue, très peu de mobilier, c'est néanmoins coquet.

ANDRÉ (40/50), un peu bedonnant, en jogging et T-shirt sale est affalé sur le canapé rustique (mi-cuir mi-bois), dans le grand salon, devant la télévision allumée, à côté d'une table basse où se trouvent un téléphone et un vase rempli de fleurs coupées.

Dans un coin du salon, pas très loin du canapé, près des chaises et de la grande table à manger, se trouve GÉRARD (70/80) dans un fauteuil roulant. Il porte un gilet et sur ses jambes une couverture. Il fait le tour de la table, mais reste coincé à cause d'une des chaises.

GÉRARD

(Essayant d'avancer)

Je suis coincé.

(Regardant en direction de la cuisine – haussant la voix)

Je suis coincé.

(Toujours en direction de la cuisine – criant)

Ho, je suis coincé.

---

1. *Fade* est un mot anglais qui signifie « fondu ». Lorsqu'il est *in*, l'image passe d'un écran noir aux images en couleur, lorsqu'il est *out* l'image se fond vers un écran noir.
2. *Establishment shot*. Voir le sens de ce terme dans le glossaire en fin d'ouvrage.

ANDRÉ

T'as pas entendu, papa est coincé à cause
des chaises.

(à lui-même)

Combien de fois j'lui ai dit de les ranger
sous la table...

MARIE (35/40), fluette, arrive depuis la cuisine, un
torchon sur l'épaule. Elle range la chaise bien collée à
la table et fait rouler Gérard jusqu'au canapé.

MARIE

Ça va mieux beau-papa?

GÉRARD

Oui.

Rencontre avec Alexandre Pesle

Alexandre Pesle est depuis près de trente ans co-auteur des Nuls, *des* Guignols de l'info, *de* Groland *et de* H. *Il a aussi incarné Sylvain le comptable de* Caméra Café.

Comment les histoires de la sitcom *H* étaient-elles créées?

Chacun arrivait avec des idées. On faisait des réunions et on discutait, on donnait notre avis et on rebondissait sur les idées des autres. Il y avait donc des propositions et des contre-propositions qui devenaient des propositions. Parfois on déroulait tout un épisode en réunion et, à d'autres moments, il nous fallait quatre ou cinq réunions pour dérouler enfin un épisode. Au bout de six semaines nous étions à la version quatre, voire à la version cinq des dialogues. Chaque scénario était écrit par deux auteurs, donc on pouvait se partager le travail, réfléchir sur la construction, pour ensuite écrire les dialogues au bout de la troisième ou de la quatrième semaine.

Est-ce important d'écrire une série à plusieurs?

Je ne crois pas qu'on puisse s'en sortir tout seul. Moi je suis un solitaire. J'ai besoin d'écrire seul dans mon coin et ensuite de donner mon travail à quelqu'un d'autre qui va amener quelque chose et qui va l'améliorer, ou au contraire le rejeter ou ne rien toucher.

Est-ce important de créer une bible pour une série ?

Au départ, je pense que c'est important d'avoir une bible, ça permet d'avoir un terreau, un socle et un terrain de jeu commun. Moi, je suis pour une bible à l'américaine. J'adore ce truc américain qui fait que les épisodes nourrissent la bible ; elle n'est pas quelque chose de figée au contraire c'est quelque chose de vivant, le fameux *work in progress*.

Lorsqu'on est acteur et auteur, écrit-on différemment ?

Quand on me demande de lire, je lis en tant qu'auteur seulement. D'ailleurs, c'est mon métier premier. Quand on parle auteur, c'est la structure, la vanne, la cohérence du personnage. Quand je suis comédien, je fais de même. En résumé, je suis schizophrène.

Si un jeune créateur venait vous proposer un projet, que devrait-il faire pour vous amener à écrire avec lui ?

C'est simple. Il y a un seul paramètre qui dépasse tous les paramètres, c'est le plaisir et l'envie de faire les choses. Pour moi ce n'est pas en premier lieu une bonne idée qui va m'intéresser mais la façon dont elle est menée. D'une manière générale, si j'ai un conseil à donner c'est de dire aux créateurs qu'ils fassent ce qu'ils ont vraiment envie de faire. Il ne faut pas lâcher l'affaire.

« Pitcher » son projet de bible devant un producteur

Le pitch doit s'imaginer comme une bande-annonce, une plaquette de publicité qui donne envie et met en lumière le projet. Il ne doit pas durer trop longtemps, 5 minutes environ.

C'est un exercice qui se fait à l'oral devant un producteur mais qui bien entendu se prépare en amont par écrit, afin que vous puissiez organiser vos idées. Il faut que vous pitchiez votre projet de manière naturelle, comme si vous teniez une conversation. Il ne faut pas lire le pitch ni faire sentir que vous le récitez par cœur.

Le pitch contient une partie dramatique et une partie thématique. Le pitch dramatique est l'histoire du personnage, avec son objectif, les obstacles et l'obtention de son but. C'est le résumé de ce qu'il va se passer dans l'histoire. Le pitch thématique est le propos, le sous-texte. Cette partie s'articule sur le personnage, son arche narrative et les enjeux.

Objectif *versus* enjeu

Attention à ne pas confondre **objectif** et **enjeu**. L'objectif est palpable, concret, l'enjeu est plus profond, secret. L'objectif, c'est ce que veut le personnage. L'enjeu, c'est ce que le personnage gagne ou perd selon l'objectif.

Quatre fins sont possibles dans les histoires :
- le *happy end* (hollywoodien par excellence) ;
- la fin tragique (ni objectif/ni enjeu) ;
- la fin où le personnage atteint son objectif mais pas son enjeu ;
- la fin où le personnage atteint son enjeu mais pas son objectif.

Le squelette du pitch

L'exercice du pitch n'est pas toujours facile à réaliser, alors suivez cette méthode pour vous guider à écrire votre première ébauche de pitch. Notez bien qu'il n'y a pas qu'une façon de faire un pitch ; comme pour la bible, presque tout est possible ! Soyez inventif, même en termes vestimentaires, surtout si votre série est humoristique ou développe un thème précis. J'ai, par exemple, pitché à un producteur ma série digitale habillée en hôtesse de l'air car mon projet se déroulait dans un avion. Le ton de la série était loufoque et faisait écho à mon déguisement. C'est à utiliser avec précaution suivant le projet et votre interlocuteur.

1. Présentez-vous par rapport au projet.

2. Donnez le titre, le format et le genre.

3. Élaborez votre pitch dramatique et thématique… le cœur du pitch :
- parlez de l'époque ;
- faites la description des personnages ;
- racontez l'intrigue principale avec l'élément déclencheur ;
- décrivez le climax.

Dans cette partie, vous pouvez donner une idée du parcours sous forme de questions au lieu de dire la fin. N'hésitez pas à donner des éléments d'arches en quelques phrases. Essayez de finir cette partie avec le pitch thématique pour ouvrir sur le point 4.

Si le projet est une comédie, soyez en accord avec ce que vous racontez, adaptez votre ton. Si votre série est feuilletonnante, montrez qu'il vous faut du temps pour installer l'histoire, les personnages, les intrigues. Pour une série chorale, indiquez en quoi les personnages principaux sont différents ou complémentaires.

Dans le cadre d'une série bouclée, *shortcom*, *sitcom*, attardez-vous sur les personnages, la mécanique narrative, la structure, la thématique.

4. Développez la note d'intention. Expliquez :
- pourquoi vous avez écrit ce projet ;
- pourquoi cette histoire ;
- en quoi cette série vous concerne ; quel est votre lien avec cette série ;
- en quoi ce projet est intéressant ;
- quelle est la résonance avec le monde actuel ;
- quelle est la problématique.

5. Expliquez succinctement les raisons qui vous ont poussé à souhaiter rencontrer ce producteur en particulier. Auparavant, renseignez-vous en amont sur ses projets, sa société de production, sa vision… Bien entendu, essayez de contacter des producteurs qui peuvent être intéressés par votre série. Il ne sert à rien de prendre un rendez-vous avec un producteur de films de cinéma par exemple ; dans 99 % des cas, votre projet ne l'intéressera pas.

6. Sachez conclure. Trouvez une petite phrase de conclusion, un dicton en lien avec votre série ou une chute (si c'est une série humoristique) et redonnez la parole à votre interlocuteur.

Testez vos pitchs

N'oubliez pas que votre premier public c'est votre entourage. Testez vos pitchs sur vos amis, vos collègues, votre famille car c'est une bonne manière de voir si votre projet est pertinent, compréhensible et intéressant. Plus vous vous entraînerez, plus vous serez confiant lors de votre rendez-vous avec le producteur.

Rencontre avec Xavier Matthieu

Scénariste et créateur, Xavier Matthieu a participé aux heures de gloire de Canal +, notamment en co-créant la série H. *En 2013, il devient producteur au sein de Calt. Il produit notamment la série* Chefs *pour France 2.*

Quelle est votre vision de la bible ?

Les bibles de présentation relèvent trop de la déclaration d'intention. À l'origine, elles étaient des documents faits *a posteriori* pour être transmis d'auteurs en auteurs et assurer une cohérence éditoriale, un passage de relais entre deux saisons. La complexité, c'est de décrire de manière juste et exhaustive l'univers, les personnages, le ton sans que la série existe vraiment. Les références et visuels qu'on peut fabriquer, par exemple, peuvent enfermer le projet dans un univers qui n'est pas vraiment le sien ou qui n'est pas assez précis. En réalité, je préfère parler « d'argument » plutôt que de bible. S'il n'y a pas d'épisode écrit, j'ai besoin d'une écriture très marquée avec un ton ou un regard singulier. Il faut que ce soit le reflet d'un univers, d'une vision, d'une vraie composition, qui est l'ADN ou la carte d'identité des auteurs et de l'ambition de leur projet.

Sur un projet comme *Chefs*, y a-t-il eu beaucoup d'allers retours avec France 2, concernant l'écriture ?

Oui. La série était plus chorale au départ, mais suite à une volonté de la chaîne, on a recentré sur deux personnages principaux entourés de personnages secondaires. J'ai beaucoup collaboré à l'écriture, tout d'abord car mon passé de scénariste me rattrape, et puis les relations développées avec les auteurs Arnaud et Marion se sont mises en place naturellement.

Comment voyez-vous le rôle de l'auteur en tant que producteur ?

Ce sont les auteurs qui sont au départ de tout ; c'est une bonne chose de les voir plus impliqués au développement, au tournage et au montage. Mon travail est d'accompagner au mieux la naissance et la fabrication de leurs projets et de servir l'univers défendu par les auteurs et les créateurs.

Lorsque vous recevez des projets de séries, qu'est-ce qui est important pour vous ?

La qualité, le thème, les auteurs, le style, et le concept qui compte beaucoup. Il y a une loi du marché, c'est une industrie. Nos clients sont les diffuseurs. Il faut s'inscrire dans leurs besoins éditoriaux et les comprendre. Ce n'est pas toujours simple... En plus de la pertinence du concept, il faut pouvoir justifier la sérialité sur du 6 ou 8 fois 52', et le cas échéant sur plusieurs saisons... Ce qui a fait la différence avec *Chefs*, par exemple, c'est la qualité du ton, l'originalité des personnages, l'envie des auteurs, l'axe, la clé d'entrée dans la série, le regard, le style et l'univers. Mon boulot c'est d'essayer de repérer tout ça et d'être le catalyseur pour que ça prenne vie sur un écran !

Sauvegarder le projet

Il est primordial de protéger votre projet, votre bible, votre pitch, votre pilote… surtout lorsque vous êtes sur le point de le confier à un producteur ou de le faire lire par différentes personnes. Cela évite tout souci.

La première technique, la moins onéreuse, est de vous envoyer le projet complet à vous-même par la poste en recommandé avec accusé de réception. Vous gardez bien tous les papiers prouvant votre envoi et lors de la réception, vous conservez le paquet tel quel, sans l'ouvrir.

Pour ceux qui préfèrent une protection plus professionnelle, vous pouvez vous adresser à différents organismes spécialisés. Personnellement, je protège mes projets à la SACD. Pour ceux qui ne souhaitent pas ou ne peuvent pas se déplacer dans leurs locaux basés à Paris, la SACD a même créé un site Internet pour déposer vos œuvres ; rapide, peu cher et accessible 24 heures sur 24. Pour cela, rendez-vous sur leur site : *www.e-dpo.com*, créez votre compte en ligne et suivez les instructions. Attention, votre dossier ne doit pas dépasser 10 méga-octets. Tandis que le dépôt physique coûte 46 euros pour 5 ans, le dépôt en ligne unique est de 20 euros pour 5 ans également et en abonnement de 40 euros les trois dépôts pour 3 ans. Arrivés à échéance, les dépôts sont renouvelables. Renseignez-vous, c'est utile !

Un dernier mot...

Et bien nous voici à la « presque fin » du livre… Vous avez maintenant les clés en main pour bien organiser vos idées et créer des bibles qui se transformeront en séries !

Ultimes conseils… : laissez-vous aller, lâchez prise et surtout faites-vous confiance ! La création, l'écriture, l'audiovisuel, le cinéma, l'art… sont des mondes que l'on imagine lointains et inatteignables mais qui ne le sont pas. Il faut croire en soi malgré tout ce que l'on peut entendre parfois autour de nous. Effectivement, le chemin est dur pour créer un concept, une bible, une série, pour rencontrer le bon producteur au bon moment... mais tout est possible. Pour ceux qui ont besoin d'être motivés, organisez-vous des plages de réflexion, d'écriture... par exemple tous les matins pendant deux heures. Ça ne vous paraît peut-être pas beaucoup, mais si vous êtes rigoureux, votre projet avancera facilement. Par ailleurs, une série ne s'écrit pas seul. Trouvez des co-auteurs avec qui vous avez des affinités (des professionnels, des amis); c'est une façon plus agréable de travailler qui permet un *brainstorming* d'idées plus foisonnant. Si, par moments, vous vous sentez bloqués, ne vous acharnez pas, faites une pause... en regardant par exemple des séries. En effet, rien de mieux pour apprendre à écrire des séries que d'en voir. Après un visionnage plaisir, décortiquez les séquences, observez la progression dans le récit, la mise en place des intrigues, la fonction de chaque personnage...

Pour celles et ceux d'entre vous qui veulent se frotter à l'écriture de votre pilote, analysez plusieurs pilotes de séries et notez vos ressentis, la mécanique narrative qui ressort, vos impressions... C'est un travail essentiel qui vous reboostera, vous donnera de nouvelles idées et l'envie d'écrire! En parlant d'écriture et d'idées de sujet, foncez lorsque vous croyez en quelque chose, lorsque ce que vous écrivez vous plaît et vous stimule. Ce n'est pas parce que votre série, par exemple, tourne autour de l'aviation, des pilotes, des hôtesses, qu'on vous répète que c'est anxiogène, que ça n'a jamais été fait en France qu'il ne faut pas le tenter. Au contraire, faites-le et faites-le bien. Ne lâchez rien.

Avant de vous laisser prendre connaissance de la boîte à outils, je finirai par une citation de Lee Daniels, le *showrunner* de *Empire*. Cette série afro-américaine, en laquelle très peu croyait, a cartonné et a battu tous les records d'audience (sur le public noir et blanc) avec près de 18 millions de spectateurs pour les derniers épisodes. Une telle audience est un phénomène qui n'avait pas eu lieu depuis dix ans avec la première saison de *Grey's Anatomy*! Fort de ce succès, Lee Daniels a confié: « Je ne fais pas de films pour faire plaisir aux autres; je pense à moi en premier. Je ne fais pas de films pour la masse. J'essaie juste de raconter mon histoire. »

Chapitre 4
Votre boîte à outils

Fiche de lecture pour évaluer votre bible ou votre pilote

Une fois que vous avez écrit votre bible ou votre pilote, faites-le lire à votre entourage accompagné de cette fiche de lecture et du tableau suivant que vous pouvez remanier selon votre projet.

C'est un outil précieux pour repérer les derniers problèmes ou les incohérences potentielles.

TITRE:

Auteur: **Format:** 6 × 52 minutes   **Genre:**

Époque: **Lieu:**   **Décors:**

PITCH: Court résumé de votre série ou de votre scénario à faire écrire par votre interlocuteur afin de voir ce qui a été retenu, ce qui est mis en avant ou complètement oublié.

Commentaires généraux: Le lecteur indique s'il pense que c'est tout public, les horaires qu'il imagine et son ressenti général.

Votre lecteur devra remplir le tableau à l'aide de croix :

	EXCELLENT	BON	MOYEN	À REVOIR
HISTOIRE/CONCEPT				X
Originalité			X	
Identification		X		
Recherche				X
Cohérence		X		
Thématique(s)			X	
INTENTIONS DE L'AUTEUR				
PERSONNAGES			X	
Caractérisation	X			
Objectif				
Relations avec les autres personnages				
Évolution, arches				
STRUCTURE				
Clarté				
Arches narratives				
Cliffhangers				
Tension				
Début				
Progression				
Fin				
ARÈNE				
Intérieurs				
Extérieurs				
Nombre				
Fonction				
UNIVERS VISUEL ET SONORE				
Réalisation				
Lumière/Image				

…/…

.../...

	EXCELLENT	BON	MOYEN	À REVOIR
Son				
NARRATION				
Point de vue				
Ellipses				
Style/fluidité/clarté				
Rythme				
Ton				
Genre respecté?				
STORYLINES ET/OU SYNOPSIS				
Intrigues				
Lien avec la thématique?				
FAISABILITÉ				
Budget				
Déclinabilité				
Identité stylistique				

Trois fiches pour vous aider dans la rédaction de vos personnages

Voici trois aides dont les présentations diffèrent. La première est plus scolaire, la deuxième plus graphique et la troisième sous forme de tableau pour brainstormer ! Vous pouvez bien entendu les améliorer ou les transformer suivant votre projet.

Première fiche

NOM DU PERSONNAGE...

Son but/objectif dans cette saison : ....

L'enjeu : il est important que mon personnage atteigne son but pour ....

Contradiction :..

État civil

• Prénom/Nom : ....
• Surnom : ....
• Date de naissance : ....
• Lieu de naissance : ....

Caractéristiques physiques

• Sexe :...
• Taille :...
• Poids :..
• Postures, allures, gestes : ....
• Apparence (vêtements, beau, laid) : ....
• Tête, visage, cheveux, yeux, voix… : ....
• Défauts : ....
• Santé : ....

Caractéristiques sociales

• Classe sociale d'origine et actuelle : ....
• Nationalité, ethnie d'origine : ....
• Études, formation, éducation, culture :...................................
• Profession, revenus :...

- Type d'habitation : ....
- Situation familiale : ....
- Situation amoureuse : ....
- Croyances religieuses, philosophiques, opinions politiques : ....
- Place sociale, relation aux autres : ....
- Activités de loisirs : ....
- Ambitions : ....

Caractéristiques psychologiques

- Niveau d'intelligence : ....
- Capacités particulières : ....
- Tempérament, caractère : ....
- Complexes, phobies, superstitions : ....
- Frustrations et préjudices subis : ....
- Attitudes face à la vie : ....
- Sexualité : ....
- Aspects secrets, cachés : ....

Autres...

PERSONNAGE

PHOTO

ROLE :

ETAT CIVIL

NOM :
PRÉNOM :
SURNOM :
DATE DE NAISSANCE :
LIEU DE NAISSANCE :

CARACTÉRISTIQUES PHYSIQUES

SEXE :
TAILLE :
POIDS :

POSTURES, ALLURES, GESTES :

DÉFAUTS :

SANTÉ :

CARACTÉRISTIQUES PHYSIQUES

APPARENCE (VÊTEMENTS, BEAU, LAID...) :

TÊTE, VISAGE, CHEVEUX, YEUX, VOIX... :

CARACTÉRISTIQUES SOCIALES

CLASSE SOCIALE D'ORIGINE ET ACTUELLE :

NATIONALITÉ, ETHNIE D'ORIGINE :

ÉTUDES, FORMATION, ÉDUCATION, CULTURE :

PROFESSION, REVENUS :

TYPE D'HABITATION :

SITUATION FAMILIALE :

CROYANCES RELIGIEUSES, PHILOSOPHIQUES, OPINIONS POLITIQUES :

CARACTÉRISTIQUES SOCIALES

PLACE SOCIALE, RELATION AUX AUTRES :

ACTIVITÉS DE LOISIRS :

AMBITIONS :

CARACTÉRISTIQUES PSYCHOLOGIQUES

NIVEAU D'INTELLIGENCE :

CAPACITÉS PARTICULIÈRES :

TEMPÉRAMENT, CARACTÈRES :

CARACTÉRISTIQUES PSYCHOLOGIQUES (SUITE)

COMPLEXES, PHOBIES, SUPERSTITIONS :

FRUSTRATIONS ET PRÉJUDICES SUBIS :

ATTITUDES FACE À LA VIE :

SEXUALITÉ :

ASPECTS SECRETS, CACHÉS :

AUTRES...

Troisième fiche

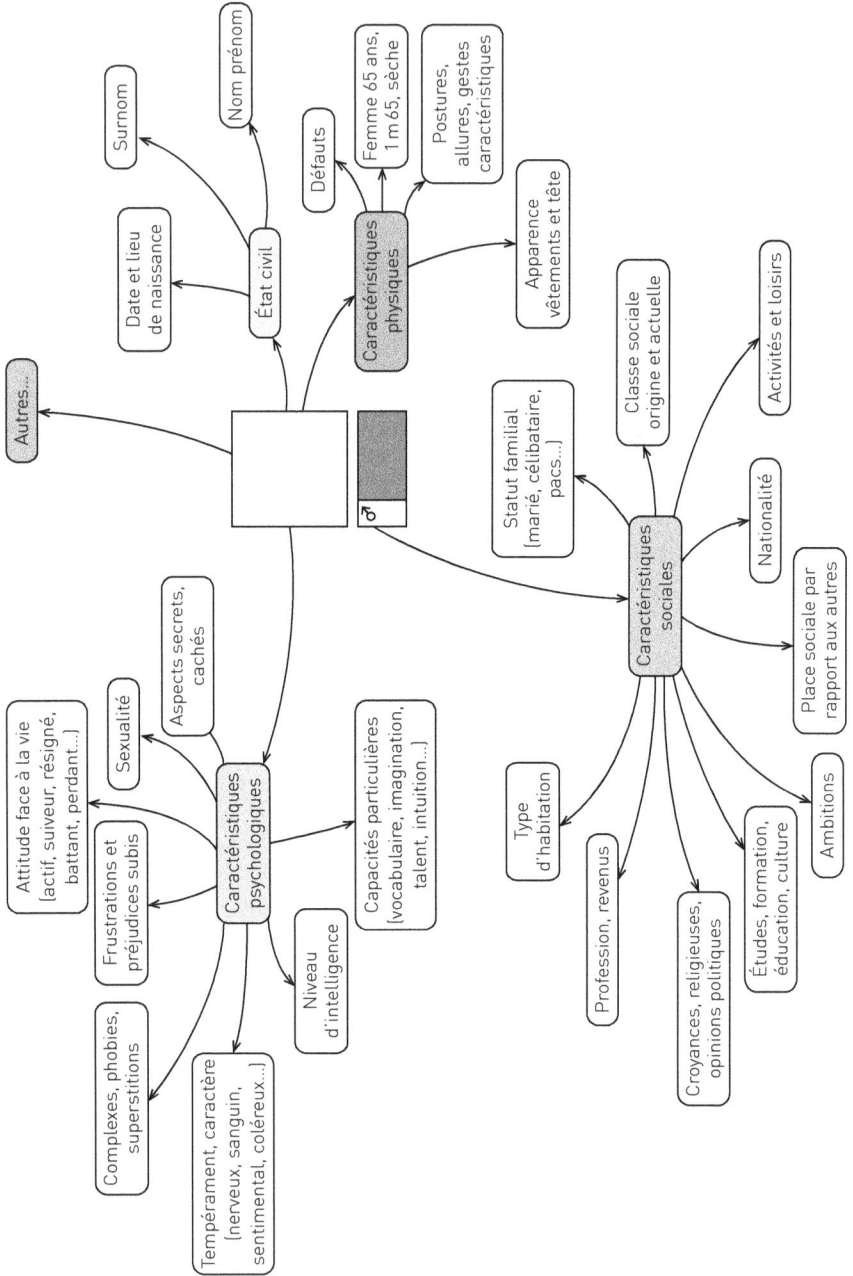

- Nom prénom
- Surnom
- Date et lieu de naissance
- État civil

Caractéristiques physiques
- Défauts
- Femme 65 ans, 1 m 65, sèche
- Postures, allures, gestes caractéristiques
- Apparence vêtements et tête

Autres...

Caractéristiques psychologiques
- Aspects secrets, cachés
- Sexualité
- Attitude face à la vie (actif, suiveur, résigné, battant, perdant...)
- Frustrations et préjudices subis
- Complexes, phobies, superstitions
- Tempérament, caractère (nerveux, sanguin, sentimental, coléreux...)
- Niveau d'intelligence
- Capacités particulières (vocabulaire, imagination, talent, intuition...)

Caractéristiques sociales
- Statut familial (marié, célibataire, pacs...)
- Classe sociale origine et actuelle
- Activités et loisirs
- Nationalité
- Place sociale par rapport aux autres
- Ambitions
- Études, formation, éducation, culture
- Croyances, religieuses, opinions politiques
- Profession, revenus
- Type d'habitation

Les questions pour vous aider à connaître vos personnages

Pour chaque personnage, posez-vous ces questions non exhaustives qui vous aideront à le définir et à le connaître comme si c'était votre meilleur ami !

Le personnage et sa famille

- Que pense le personnage de son père ? Quel rapport entretient-il avec lui ? Le connaît-il ? L'aime-t-il ? Le déteste-t-il ?
- Que pense le personnage de sa mère ? Quel rapport entretient-il avec elle ? La connaît-il ? L'aime-t-il ? La déteste-t-il ?
- A-t-il des frères et/ou des sœurs ?
- A-t-il eu une éducation stricte ? Cool ?
- Était-il surprotégé ? Heureux ? Maltraité ? Aimé ?
- Quelle était la situation économique quand il est né ? Adolescent ?
- A-t-il des enfants ? Comment les élève-t-il ?
- Est-il un parent heureux ? Épanoui ?

Le personnage et son rapport au monde

- Est-il religieux ? Athée ?
- Participe-t-il à la politique ?
- Y a-t-il un événement qui l'a marqué ?
- A-t-il fait des études ? Est-il manuel ? Intellectuel ?
- Aime-t-il l'école ? Ses camarades ? Ses professeurs ?
- Quel est son niveau d'études ? A-t-il des diplômes ?
- Est-il impliqué dans la vie en société ou est-il à l'écart ?
- Aime-t-il voyager ? Pourquoi ? Quelles sont ses destinations préférées ?

Le personnage et ses relations

- Aime-t-il les femmes ? Les hommes ?
- A-t-il beaucoup d'amis ? Est-il solitaire ?
- Est-il amoureux ? Est-il célibataire ?
- Que souhaite-t-il de la part de son partenaire amoureux ?

- Aime-t-il faire l'amour ? Est-il plutôt dans des amours platoniques ?
- Est-il à l'aise avec le sexe ? Quelles pratiques préfère-t-il ?

Le personnage et sa vie

- Pratique-t-il un sport ? Une activité ?
- Comment passe-t-il ses week-ends ?
- Aime-t-il sortir ? Est-il casanier ?
- Aime-t-il cuisiner ? Ranger ? Faire les courses ?
- À quoi ressemble son logement ? A-t-il une maison ? Un appartement ? Une maison de vacances ?
- A-t-il une voiture ? Une moto ? Prend-il le métro ? Le bus ?

Le personnage et son look

- Est-il beau ? Laid ? Coquet ?
- Bien habillé ? Fait-il attention à son apparence ?
- Comment s'habille-t-il ? Quel est son vêtement préféré ?
- Quelles chaussures porte-t-il ?
- Porte-t-il des lunettes ? Un chapeau ?
- Se coiffe-t-il bien ? Se parfume-t-il ?
- Aime-t-il plaire ?
- A-t-il une bonne hygiène de vie ? Fait-il un régime ? Mange-t-il équilibré ? Ou au contraire de la *junk food* ?
- A-t-il une gestuelle particulière ? Un tic ? Un toc ? Une expression faciale ?

Le personnage et sa voix

- A-t-il un accent ?
- Sa voix est-elle aiguë ? Grave ?
- Bégaie-t-il ?
- Comment définir son phrasé ? Sa voix ? Éraillée ? Suave ? Rauque ?

Le personnage et sa psychologie

- A-t-il une faiblesse ? Une faille ?
- Pardonne-t-il facilement ? Ou est-il rancunier ?

- Aime-t-il souffrir ? Faire souffrir ?
- Est-il positif ou négatif dans sa vie ? Rêveur ? Anxieux ? Stressé ? Enthousiaste ? Gentil ? Méprisant ?
- A-t-il un sens de l'humour ?
- Sait-il se remettre en question ?

Le personnage et son but

- Quel est son but dans la vie ?
- Qu'est-il prêt à faire pour l'atteindre ? À sacrifier ?
- Peut-il y arriver ? Comment ?

Tableau des relations entre personnages

Voici une première ébauche de tableau de présentation des personnages que vous pouvez reprendre. Notez-y la relation que chaque personne a avec une autre personne. Il faut remplir les cases avec des informations utiles à l'histoire et qui se rattachent au concept! Il n'est bien sûr pas nécessaire de tout remplir dès le départ; écrivez au fur et à mesure que les idées vous viennent.

Je suis partie d'une série intitulée *Ma sorcière bien-aimée* (*Bewitched* en version originale). Cette série de 25 minutes est composée de 254 épisodes, dont 74 en noir et blanc. Créée par Sol Saks, *Ma sorcière bien-aimée* a été diffusée de septembre 1964 à mars 1972 sur la chaîne ABC.

L'histoire est celle de Samantha, ravissante sorcière, qui tombe amoureuse de Jean-Pierre, un mortel, ce qui n'est pas du tout du goût d'Endora, sa mère. Cette dernière va tout faire pour jeter des sorts à Jean-Pierre et montrer l'erreur qu'a commise sa fille en se mariant avec lui. Le concept serait : la vie au quotidien d'un mortel marié à une sorcière.

	JEAN-PIERRE	SAMANTHA	ENDORA	TANTE CLARA	SERENA	ALFRED TATE
JEAN-PIERRE		– Sa femme – Souhaite que Samantha n'utilise plus ses pouvoirs	– Sa belle-mère – Il subit ses offenses maléfiques sans cesse	– Il l'aime bien mais est parfois excédé à cause de ses pouvoirs défectueux et des catastrophes qu'elle produit	– Il subit sans cesse ses offenses et ses tours de magie	– Son patron et ami – Il ne lui a jamais révélé la vérité sur sa belle-famille de sorciers
SAMANTHA	– Son mari – Elle le défend contre les autres sorcières et membres de sa famille qui n'aiment pas ce mortel		– Sa mère – Elle tente de la ménager pour arrêter les malédictions sur son mari	– Sa tante – Elle l'aide souvent car ses pouvoirs s'affaiblissent et lui font faire des bêtises	– Sa cousine – Elle lui ressemble comme deux gouttes d'eau… en brune	– Relations amicales

110

	JEAN-PIERRE	SAMANTHA	ENDORA	TANTE CLARA	SERENA	ALFRED TATE
ENDORA	– Elle déteste les mortels et encore plus JP – Elle fait tout pour casser le mariage de JP et de sa fille – Elle lui jette de nombreux sorts	– Sa fille – Elle refuse de voir sa fille traitée comme une bonne par un mortel qui ne veut pas de sorcelleries chez lui – Elle aime sa fille plus que tout		– Pas beaucoup de relations entre elles	– Elle s'entend très bien avec Serena surtout pour jeter des sorts à JP	– Avec Alfred, elle donne le change, même si c'est un mortel
TANTE CLARA	– Elle aime bien JP, c'est la seule d'ailleurs de la famille!	– Nièce préférée – Elle a toujours soutenu Samantha dans ses choix – Elle adore lui rendre des services, s'occuper des enfants...	– Pas beaucoup de relations entre elles		– Pas beaucoup de relations entre elles	– Relation cordiale
SERENA	– Elle n'aime pas vraiment JP – Elle adore le ridiculiser et lui jeter des sorts	– Sa cousine – Elles se ressemblent fortement, ce qui permet à Serena de jouer des tours à JP	– Elle est souvent de mèche avec Endora pour contrarier JP	– Pas beaucoup de relations entre elles		– Elle n'est pas insensible au charme d'Alfred

111

	JEAN-PIERRE	SAMANTHA	ENDORA	TANTE CLARA	SERENA	ALFRED TATE
ALFRED TATE	– Son meilleur ami et employé – Hypocrite, opportuniste et travaillant pour son propre intérêt, il n'hésite pas à critiquer JP devant les clients ou à s'approprier ses idées.	– Il aime beaucoup Samantha	– Il a une profonde sympathie pour Endora	– Relation cordiale	– Il est parfois troublé par l'espièglerie de Serena et sa ressemblance avec Samantha	

112

Tableau des personnages stéréotypes (dans le cas d'une *sitcom/shortcom*)

Il n'y a qu'en comédie, en général, que les personnages partent de caractéristiques stéréotypées. On a par exemple, le jaloux, le timide, la coincée… Bien que ces personnages n'évoluent pas énormément, ils ont également un objectif à atteindre dans la saison.

	CARACTÉRISTIQUES	TARES	OBJECTIF DE LA SAISON
NOM DE VOTRE PERSONNAGE			
NOM DE VOTRE PERSONNAGE			
NOM DE VOTRE PERSONNAGE			
NOM DE VOTRE PERSONNAGE			

Flèche des éléments d'arches par personnage

Avant de créer un tableau d'éléments d'arches, ce qui peut être compliqué à réaliser dans un premier temps, commencez par utiliser une flèche qui s'organise par personnage. Découpez cette flèche par épisode et notez les moments importants qui vous viennent à l'esprit pour chacun de vos protagonistes. S'il y a des trous ou peu d'informations pour certains épisodes, ne vous inquiétez pas, c'est un premier travail d'organisation.

Afin que cet exercice soit concret, je me suis appuyée sur la série de Lee Daniels, *Empire*, saison 1. Je me suis intéressée au personnage de Lucious Lyon dans les six premiers épisodes. Cette première saison compte douze épisodes au total.

Empire est un soap ethnique musical. Lucious Lyon, ancienne star de hip-hop, est l'un des plus riches producteurs de musique grâce à son label Empire Records. Au début de la première saison, il apprend qu'il est atteint d'une maladie incurable et qu'il n'a que très peu de temps pour passer le flambeau de cet empire à l'un de ses 3 fils. Parallèlement, Lucious voit sa vie bousculée avec le retour de son ex-femme, Cookie, qui sort de prison après avoir purgé une peine de 17 ans suite à un trafic de drogue lui ayant permis de donner 400 000 dollars à Lucious pour créer cet empire.

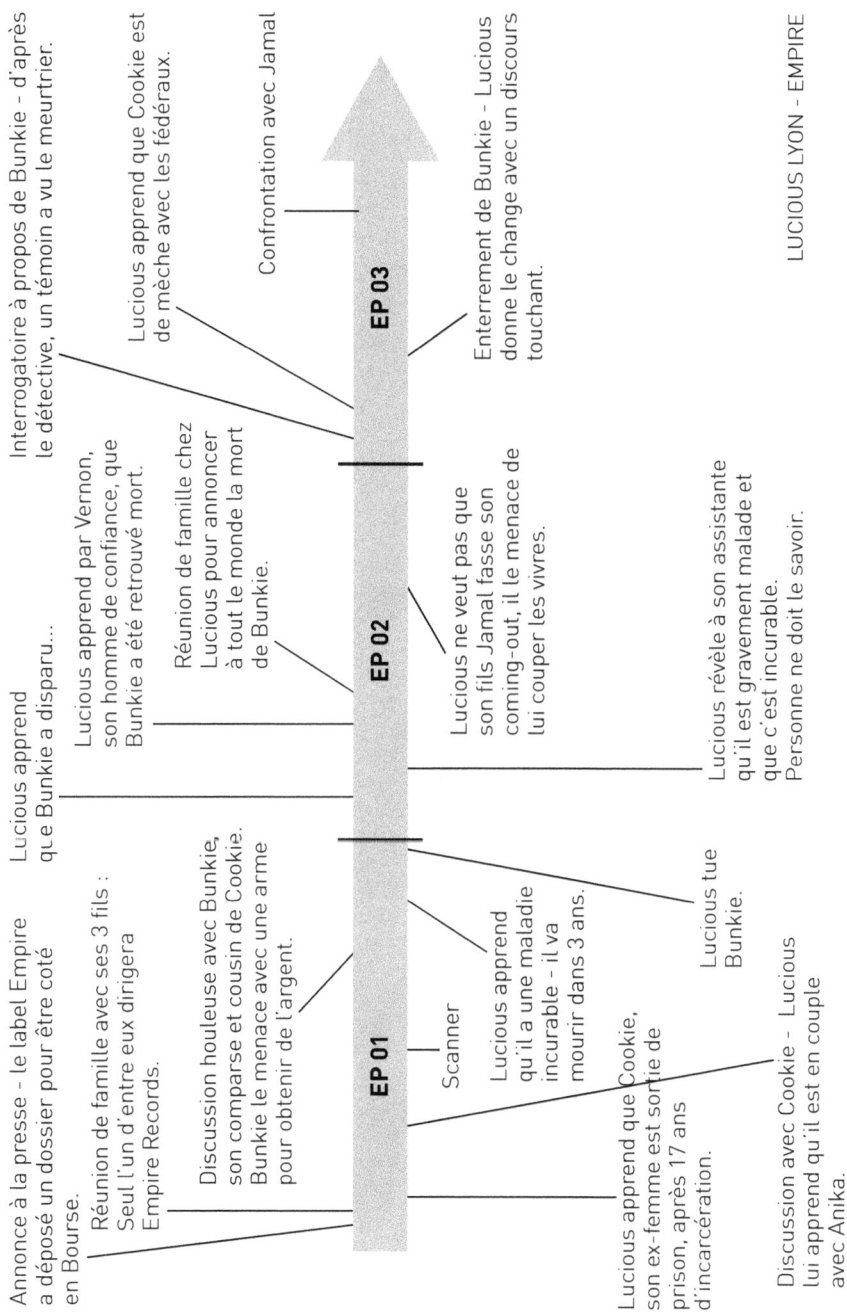

EP 01 EP 02 EP 03

LUCIOUS LYON - EMPIRE

Annonce à la presse - le label Empire a déposé un dossier pour être coté en Bourse.

Réunion de famille avec ses 3 fils : Seul l'un d'entre eux dirigera Empire Records.

Discussion houleuse avec Bunkie, son comparse et cousin de Cookie. Bunkie le menace avec une arme pour obtenir de l'argent.

Lucious apprend que Cookie, son ex-femme est sortie de prison, après 17 ans d'incarcération.

Discussion avec Cookie - Lucious lui apprend qu'il est en couple avec Anika.

Scanner

Lucious apprend qu'il a une maladie incurable - il va mourir dans 3 ans.

Lucious tue Bunkie.

Lucious apprend qe Bunkie a disparu...

Lucious apprend par Vernon, son homme de confiance, que Bunkie a été retrouvé mort.

Réunion de famille chez Lucious pour annoncer à tout le monde la mort de Bunkie.

Lucious ne veut pas que son fils Jamal fasse son coming-out, il le menace de lui couper les vivres.

Lucious révèle à son assistante qu'il est gravement malade et que c'est incurable. Personne ne doit le savoir.

Interrogatoire à propos de Bunkie - d'après le détective, un témoin a vu le meurtrier.

Lucious apprend que Cookie est de mèche avec les fédéraux.

Confrontation avec Jamal

Enterrement de Bunkie - Lucious donne le change avec un discours touchant.

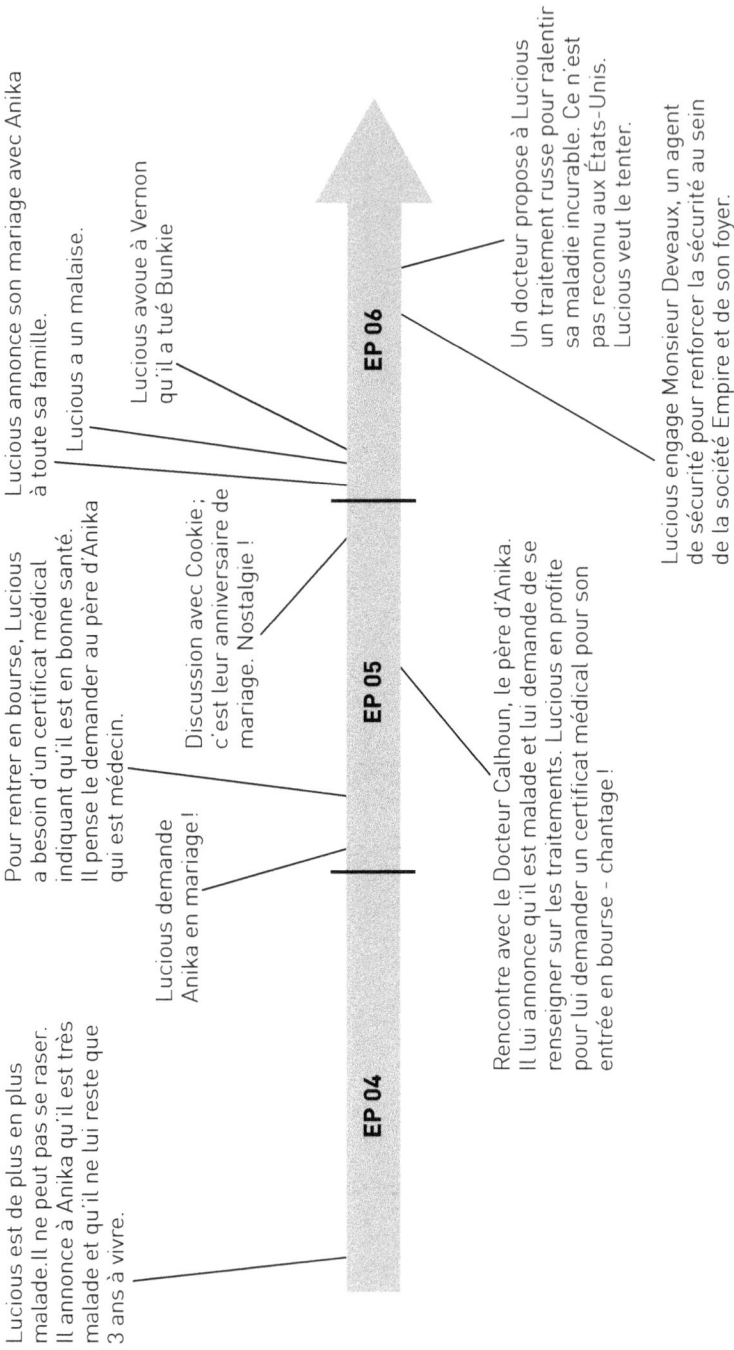

LUCIOUS LYON - EMPIRE

EP 06

EP 05

EP 04

Lucious est de plus en plus malade.Il ne peut pas se raser. Il annonce à Anika qu'il est très malade et qu'il ne lui reste que 3 ans à vivre.

Lucious demande Anika en mariage !

Pour rentrer en bourse, Lucious a besoin d'un certificat médical indiquant qu'il est en bonne santé. Il pense le demander au père d'Anika qui est médecin.

Discussion avec Cookie ; c'est leur anniversaire de mariage. Nostalgie !

Lucious annonce son mariage avec Anika à toute sa famille.

Lucious a un malaise.

Lucious avoue à Vernon qu'il a tué Bunkie

Rencontre avec le Docteur Calhoun, le père d'Anika. Il lui annonce qu'il est malade et lui demande de se renseigner sur les traitements. Lucious en profite pour lui demander un certificat médical pour son entrée en bourse – chantage !

Lucious engage Monsieur Deveaux, un agent de sécurité pour renforcer la sécurité au sein de la société Empire et de son foyer.

Un docteur propose à Lucious un traitement russe pour ralentir sa maladie incurable. Ce n'est pas reconnu aux États-Unis. Lucious veut le tenter.

Tableau des éléments d'arches par épisode

Ce tableau va vous aider à organiser vos idées par épisode et par personnage. Il faut noter les éléments d'arches forts qui arrivent au fur et à mesure. Bien entendu, ce tableau est à créer suivant vos personnages, votre nombre d'épisodes, etc. Dans un premier temps, prenez des notes. Le tableau ci-dessous se base sur la série *Empire* de Lee Daniels.

	ÉPISODE 1	ÉPISODE 2
LUCIOUS LYON	• Conférence de presse : demande de dossier pour être coté en bourse. • Réunion de famille : qui prendra la tête de Empire Records parmi ses 3 fils ? • Maladie incurable : 3 ans à vivre. • Meurtre de Bunkie.	• Avoue à son assistante qu'il est malade. • Réunion de famille pour la mort de Bunkie. • Mise au point avec Jamal : s'il fait son *coming-out*, il lui coupe les vivres.
COOKIE	• Sortie de prison. • Mise au point avec Lucious : elle veut la moitié de l'empire. • Elle veut manager Jamal.	• Découverte de la résidence de Lucious. • Elle veut que Jamal joue au Lavaticus avec son frère Hakeem. • Elle veut que Jamal fasse son *coming-out*. • Elle apprend que Bunkie est mort. • RDV avec les fédéraux qui veulent qu'elle témoigne contre un trafiquant de drogue.
ANIKA CALHOUN		• Jalouse de Cookie. • Organise l'interview TV de Lucious.
HAKEEM	• Enfant gâté.	• Rencontre avec Tiana + relation. • Il dit ce qu'il pense de Tiana et d'Obama dans une vidéo. • Hakeem fait monter Jamal sur la scène du Lavaticus.
ANDRÉ	• Bi-polaire. • Il apprend à Lucious que Cookie est sortie de prison. • Il veut plus que tout diriger la compagnie. • Il divise pour mieux régner.	• Il a annulé ses RDV chez le médecin. • Il doit se débrouiller pour que l'entrée en bourse soit un succès. • Signes de bi-polarité.

	ÉPISODE 1	ÉPISODE 2
JAMAL	• Homosexuel. • Relations tendues avec André. • Relations difficiles avec son père, homophobe. • Décide de laisser Cookie, sa mère, s'occuper de sa carrière.	• Il avoue à Hakeem que Cookie veut saboter sa soirée au Lavaticus. • Il ne fait pas son *coming-out*. • Il chante au Lavaticus avec Hakeem.
LA FEMME D'ANDRÉ	• Soutien infaillible de son mari. Manipulatrice.	• Organise la rencontre entre Cookie et la publicitaire pour le *coming-out* de Jamal. • Gère la bi-polarité d'André.
VERNON		• Identification du corps de Bunkie. • Annonce de la mort de Bunkie.
BUNKIE	• Bunkie a besoin d'argent et menace Lucious. • Bunkie meurt, tué par Lucious.	• Son corps est repêché, il a une balle dans la tête.

Tableau des intrigues par épisode

Ce tableau est utile, dans le cas d'une *sitcom* par exemple, pour repérer vos personnages et résumer ce que vous allez faire dans chaque intrigue de chaque épisode. L'intrigue A est plus importante que la B (en termes de nombre de séquences) et l'intrigue B est plus longue que la C. Sur un 26 minutes, l'intrigue C peut avoir au minimum trois séquences. Je vous rappelle qu'une *sitcom* comprend entre dix et trente séquences en moyenne en tout.

À l'image des Post-it de couleur sur le mur, le fait de donner des couleurs aux noms de vos personnages vous aidera à voir dans quelles intrigues ils se trouvent. Il est déconseillé d'avoir un personnage présent systématiquement dans les intrigues A ou B ou C de tous vos épisodes, surtout si vous écrivez une série chorale.

N'hésitez pas à transformer ce tableau suivant votre projet. Vous pouvez rajouter une ligne *cliffhanger*, une ligne *guests*, animaux, d'autres intrigues etc.

	ÉPISODE 1	ÉPISODE 2	ÉPISODE 3	ÉPISODE 4
	TITRE	TITRE	TITRE	TITRE
Intrigue A	JEAN et MARYSE…	SVETLANA…	MARC…	Écrivez le résumé et inscrivez en couleur le nom de chaque personnage participant.
Intrigue B	SVETLANA…	MARC…	JEAN…	Écrivez le résumé et inscrivez en couleur le nom de chaque personnage participant.
Intrigue C	MARC…	JEAN…	MARYSE…	Écrivez le résumé et inscrivez en couleur le nom de chaque personnage participant.
Pré-générique				Résumez le pré-générique en inscrivant quel personnage joue.
2e fin				Il est possible d'avoir une fin avant le générique out et une autre sous forme de clin d'œil pendant le générique. Résumez-la et dites quel personnage joue.

Structure d'un épisode de *H*

Cette *sitcom* a été diffusée entre le 24 octobre 1998 et le 20 avril 2002 sur Canal +.

Dans l'hôpital Raymond-Poincaré de Trappes, en banlieue parisienne, Jamel le standardiste, Clara Saulnier l'infirmière en chef, Aymé l'infirmier et Sabri le brancardier entretiennent une ambiance farfelue, entre gaffes, plaisanteries de mauvais goût et fautes professionnelles.

Il s'agit d'une sitcom dont les rires ne sont pas enregistrés, mais proviennent d'un public.

ÉTUDE DE L'ÉPISODE 14 – SAISON 3

UNE HISTOIRE D'UNIFORME

Scénario de Jean-Paul Bathany et Alexandre Pesle

Générique - 29''

ACTE 1

EXPOSITION

Salle de bains Sabri
30'' → Sabri a changé de coiffure

Bar
55'' → Sabri tente de faire comprendre à Jamel qu'il a changé de coiffure. Jamel ne remarque rien.

1'21 → Aymé rentre dans le bar, déguisé en Spiderman. Il ne remarque pas non plus la nouvelle coiffure de Sabri.

ÉLÉMENT DÉCLENCHEUR

2'20 → Jamel tache le costume de Spiderman avec de la mayonnaise. Embêté, il lui promet de l'emmener au pressing et de lui rapporter ce soir sans faute.

2'40 → Clara débarque au bar pour obtenir de l'aide, elle a besoin de quelqu'un pour aller chercher un policier qui s'est tiré une balle dans le pied. Jamel y va. On apprend qu'Aymé a un bal costumé le soir même et qu'il y va avec Clara. Clara ne remarque pas non plus la nouvelle coiffure de Sabri.

ESTA URGENCES

Hall Urgences

3'13 → Jamel arrive dans le hall des urgences avec le brancard et le policier dessus. Il a traversé tout Paris en 10 minutes, conduisant de manière très dangereuse d'après le policier.

Bar

3'52 → L'ancien stagiaire brancardier (Lorant Deutsch) de Sabri rentre dans le bar pour boire un verre. Il reconnaît son ancien maître de stage et remarque sa nouvelle coiffure. Sabri, flatté, l'accueille avec joie. L'ancien stagiaire lui dit qu'il travaille pour un institut de sondage et qu'il aimerait lui poser des questions. Sabri accepte.

Chambre patient policier

5'38 → Jamel range l'uniforme du policier blessé dans le placard. Le policier lui donne des contraventions, suite à sa conduite dangereuse.

ACTE 2
1er NŒUD DRAMATIQUE

Salle de garde

7' → Jamel ramène le costume propre de Spiderman à Aymé. Le costume a rétréci, Aymé n'a plus de costume pour aller à sa soirée. Clara, déguisée en Maya l'abeille, vient chercher Aymé qui ne peut pas se rendre au bal costumé. Il cherche une solution.

ESTA BAR

Bar

8'19 → Sabri est toujours avec son ancien stagiaire à répondre aux questions. Aymé débarque dans le bar habillé en policier armé pour venir récupérer son invitation, oubliée, pour la soirée. Aymé révèle à Sabri que c'est Jamel qui a trouvé le costume. Aymé commence à montrer son costume à Sabri tout en jouant avec le pistolet. Il tire pour faire semblant, une vraie balle part et touche l'épaule du stagiaire. Sabri emmène le stagiaire aux toilettes pour le soigner.

2ᵉ NŒUD DRAMATIQUE

Bar

10'12 → Un vrai policier débarque dans le bar suite au coup de feu. Méprise, le vrai policier pense qu'Aymé est son nouveau collègue. Pour ne pas avoir de problème, Aymé joue le jeu.

ESTA COMMISSARIAT

Commissariat

10'45 → Aymé est introduit dans l'équipe des policiers. Il doit interroger un suspect (Mouss Diouf).

Bar

12'59 → Sabri veut finir le questionnaire pendant que le jeune stagiaire se vide de son sang. Il ne veut pas le laisser partir.

Chambre patient policier

14'46 → Le policier, une jambe dans le plâtre, demande à Jamel de lui donner ses cigarettes qui sont dans son uniforme rangé dans le placard. Jamel lui dit que les cigarettes sont interdites. Le policier se résigne et demande son carnet, également dans son uniforme. Jamel

122

ne veut pas ouvrir le placard. En effet, l'uniforme a disparu, ça peut lui coûter 6 mois de prison.

Bar

16'52 → Sabri cherche les réponses aux questions du jeune qui perd toujours son sang.

Commissariat

17'34 → Jamel est interrogé au commissariat suite au vol de l'uniforme. C'est Aymé qui doit l'interroger. Jamel menace de révéler la vérité sur Aymé et le costume.

ESTA BAR

Salle de bains Sabri

19'43 → Sabri a emmené son ancien stagiaire dans la salle de bain pour qu'il se rafraîchisse et continue à lui poser des questions. Il l'a ligoté !

CLIMAX

Commissariat

20'32 → L'ancien stagiaire, qui a réussi à s'échapper, vient déposer plainte contre Sabri et contre le faux policier qui lui a tiré dessus. C'est Aymé qui doit faire le portrait-robot du faux policier. Aymé fini par être démasqué.

ACTE 3 — RÉSOLUTION

Salle de police

22'50 → Aymé et Jamel sont pris en photo avant d'être envoyés en prison. Aymé retrouve le suspect (Mouss Diouf) interrogé plus tôt qu'il a maltraité. Sabri les rejoint suite à la séquestration de son ancien stagiaire. Clara les rejoint également, prise pour une prostituée.

FIN → 24'20

INTRIGUE A/PRINCIPALE

Aymé est invité à un bal costumé. Son costume est taché, puis trop petit. Comment va-t-il faire pour sa soirée ?

INTRIGUE B

Jamel a taché le costume d'Aymé et lui a rapporté propre mais trop petit. Il va voler le costume de policier de son patient pour rendre service à son ami. Va-t-il être découvert ?

INTRIGUE C

Sabri a changé de coiffure. Personne ne le remarque sauf son ancien stagiaire qu'il rencontre par hasard dans son bar. L'ancien stagiaire souhaite lui poser des questions dans le cadre d'un sondage. Il se fait tirer dessus par Aymé et ne pense qu'à une chose échapper à Sabri. Va-t-il réussir à s'échapper du bar et de Sabri ?

INTRIGUE D

Le suspect (Mouss Diouf) interrogé par Aymé finit en prison.

Éléments pour écrire un épisode de *scripted reality*

D'une manière générale, les *scripted* qui ont vu le jour ces dernières années comme *Au nom de la vérité, Petits secrets entre voisins, Le jour où tout a basculé…* sont des programmes de proximité qui racontent des histoires de la vie quotidienne. Bien que la légende veuille que les intrigues soient tirées d'histoires vraies, il n'en est rien, tout est scénarisé !

Pour bien écrire une *scripted*, quelques règles sont à respecter :

1. Tout d'abord, créées pour un public familial, les *scripted* doivent *aborder le quotidien*. L'objectif n'est pas de faire rêver les téléspectateurs mais de leur permettre de se projeter, de s'identifier aux personnages et de s'attacher à eux. Des sujets tels qu'« un complot pour divorcer », « chantage familial », « sabotage de mariage », « secrets de famille »… sont parfaits.

2. Ensuite, étant donné que ce type de série est *low-cost*, le *nombre maximum de personnages* pour un scénario est en général de 5. La plupart du temps il n'y a pas de rôle silhouette ou de figuration. Sur les 4 à 5 personnages il est nécessaire de faire apparaître une homogénéité dans les âges.

3. Toujours dans un souci d'économie, vu que le tournage d'un épisode de 26 minutes se déroule la plupart du temps sur 2 jours, *le nombre de lieux* doit être réduit. En général, il y a trois ou quatre lieux différents dont un extérieur. Si vous avez besoin de plus de lieux, arrangez-vous pour qu'ils soient dans le même environnement ; par exemple, dans une maison : votre personnage principal qui est médecin a installé son bureau au rez-de-chaussée et votre personnage peintre a son atelier dans la cabane du jardin. Soyez inventif ! Par ailleurs, attention aux enchaînements de séquences dans le même décor, avec les mêmes personnages à des jours différents. Les téléspectateurs pourraient se perdre.

4. Avant de passer aux indications concernant l'écriture d'un épisode, j'attire votre attention sur *le langage*. Vous devez écrire en langage courant pour plus de véracité. Le langage est raccord avec l'âge des personnages, leur situation sociale, leurs échanges et leurs faces

125

caméra. Le style littéraire est à bannir, tout comme les phrases trop longues.

5. Avant de vous lancer dans le scénario, rédigez tout d'abord un *pitch* d'une demi-page ou d'une page entière. Le pitch doit contenir une présentation des personnages, de leur univers, du « problème » rencontré par le personnage principal, des conséquences négatives pour lui dans la vie quotidienne, des fausses pistes, du climax et du dénouement proposé. La chute de votre histoire doit être logique. Si un personnage se comporte mal pendant toute l'histoire, il ne peut pas être gentiment pardonné et excusé à la fin et s'en sortir. Il faut coller le plus possible avec la vraie vie, le réalisme est important.

6. Comme je vous l'ai dit, la durée d'un épisode est de 26 minutes environ. Étant donné qu'une page de *scénario* est égale à une minute, ne dépassez pas les 30 pages de scénario ! Pour info, un scénario de *scripted* contient en général 14 à 20 séquences. Une mise en page précise est nécessaire en vue des tournages qui sont souvent très rapides. Vérifiez les indications de vos intitulés de séquences (Jour 1 – Ext – Lieu – Numéro de séq.) et soyez précis. En général, la séquence d'ouverture doit être posée avec un *establishment shot*, puis la découverte des personnages et de leur univers. La dernière séquence est une vraie séquence complète. Les fins ne sont pas forcément des happy ends. Évitez les dénouements rapides en voix *off*.

7. La *scripted* est connue pour ses nombreuses répétitions faites au travers des interviews face caméra et de la voix *off*.

Les *interviews face caméra* (ou ITW Face Cam) sont des éléments incontournables des histoires, c'est une vraie valeur ajoutée. Elles sont au présent et traduisent les sentiments, les émotions et ressentis des personnages immédiatement après l'action et/ou le dialogue précédent ou en cours. Ce ne sont donc pas des descriptifs mais des sentiments personnels ressentis par le personnage interviewé. Les faces caméra apparaissent en cours de séquence, à la suite d'un moment fort en émotions (dispute, retrouvailles) ou bien à la fin de la séquence. Ne jamais enchaîner plus de deux interviews à la suite.

En ce qui concerne la *voix off*, elle dure en général 20 secondes et est écrite au présent. Souvent placée en début et en fin de séquence, il est possible d'inclure la voix off en milieu de séquence. Elle ne décrit pas l'action mais donne une explication supplémentaire, rappelle les enjeux des personnages, sert de *teaser* pour la suite de l'épisode et relance le suspens. Le but de la voix *off* est de permettre aux téléspectateurs d'arriver en cours de route dans l'épisode et de comprendre rapidement ce qu'il se passe.

Voici un exemple de pitch/résumé de *scripted* :

La baby-sitter

Lauriane (28 ans), en recherche d'emploi dans le prêt à porter, vit depuis 5 ans avec **Teddy** (32 ans) rédacteur en chef d'un petit magazine gratuit. De cette union libre est née Maya, 4 ans.

Lauriane et Teddy sont très heureux ensemble. Pour entretenir la flamme des premiers jours, ils sortent très souvent en amoureux et ont l'habitude de faire garder leur fille par **Julie** (20 ans), étudiante.

En rentrant d'une énième sortie au restaurant, Lauriane remarque une complicité naissante entre la baby-sitter et son compagnon, qui propose même de la raccompagner, alors que cette dernière habite à côté. Le lendemain, alors que Lauriane fait quelques courses en ville, elle aperçoit Teddy et Julie. Elle les observe quelques instants, puis se décide à les rejoindre. Ils ont l'air gêné, mais font comme si de rien n'était, prétextant s'être croisés par hasard. Le soir même, un texto de Julie envoyé sur le portable de Teddy ne fait que renforcer la jalousie de Lauriane. En fouillant la nuit dans le portable de Teddy, Lauriane découvre un RDV prévu le lendemain avec Julie.

Lauriane va-t-elle se rendre à ce rendez-vous ? Si oui, que va-t-elle découvrir ? Est-ce que Teddy la trompe avec Julie, la baby-sitter ? Pourquoi Julie, qui connaît bien le couple, voudrait tout casser entre eux ?

Après le départ de Teddy pour le travail, Lauriane appelle sa meilleure amie, **Magalie** (25 ans) serveuse, pour tout lui raconter. Magalie lui déconseille de se rendre à ce rendez-vous, mais rien n'y fait. Lauriane, affublée de lunettes noires et d'une perruque, aperçoit Teddy en compagnie de Julie. Ils rentrent dans une bijouterie. Lauriane est dévastée. Elle ne sait pas comment réagir et elle n'est pas au bout de ses surprises, lorsque le soir elle découvre dans la veste de Teddy des dépliants d'agence de voyages et sur le portable un nouveau texto de Julie. Elle décide de voir Magalie le lendemain. Après une longue journée entre filles à papoter,

Magalie ramène en voiture Lauriane devant chez elle. Lauriane souhaite s'expliquer avec Teddy. Elle s'attend au pire. Même Magalie n'a pas réussi à la calmer ni à lui faire entendre raison... En rentrant chez elle, Lauriane, triste, en colère et énervée, sort de ses gonds. Face à elle, Teddy et Julie qui allument les bougies posées sur une table magnifiquement arrangée. Julie, gênée, s'éclipse. Teddy, rassure Lauriane et lui explique tout. S'il s'est rapproché de Julie ce n'est que pour lui acheter une bague car le beau-père de Julie est joaillier et il l'a conseillé. Enfin, si Julie est présente ce soir c'est pour garder Maya! Suite aux explications, Teddy s'agenouille et demande Lauriane, encore sous le choc, en mariage! Après un «oui» de bonheur, Lauriane et Teddy choisiront l'une des destinations présentes sur le dépliant de l'agence de voyages pour se remettre de toutes ces émotions! Julie, quant à elle, sera la demoiselle d'honneur de Lauriane le Jour J!

Les ingrédients d'une bonne série par ceux qui les font

« S'il y avait une recette, ça se saurait ! Tout est important. Le scénario, c'est ce qu'il y a de plus important ! Après, si j'ai un conseil, c'est de se battre à fond pour ses idées et de faire les choses avec tout son cœur, toute son âme et toute sa sincérité. Les gens aujourd'hui ont besoin de sincérité et ils le sentent quand c'est sincère. Il faut croire et ne pas faire de concession tout en écoutant les autres. Il faut se battre avec les gens et pas contre les gens. C'est beaucoup de travail, beaucoup de sueur, mais ça vaut le coup. » **Hervé Hadmar**

« Pour moi l'univers est hyper-important. J'aime regarder des séries où l'univers est fort même si ça peut être décalé ou dérangeant. J'aime bien également qu'on me raconte une histoire avec un début et une fin. La fin pour moi est cruciale, je suis très frustrée quand une série s'arrête au milieu, qu'il n'y a pas de fin. Ça me gêne. C'est important que la fin de la série soit prévue dès le départ. Il faut soigner aussi les relations entre les personnages. » **Magalie Madison**

« Premier ingrédient c'est l'empathie que j'ai pour un personnage. Il faut aussi une bonne dose de surprise, ne pas savoir à l'avance pour certains personnages comment ils vont réagir et peut être pour d'autres savoir justement à l'avance comment ils vont réagir. Il faut également se sentir concerné par le sujet. En ce qui concerne le pilote, l'accroche est importante ; il faut s'en prendre plein la gueule ! Il faut qu'on se dise « Waouh » j'ai vraiment envie de voir la suite, c'est essentiel. » **Roméo Sarfati**

« Mes conseils c'est : surprenant, spécifique, avec plus de moyens, pas forcément financiers, mais surtout en temps, en investissement et en exigence de création. Il ne faut rien laisser au hasard. » **Antoine Disle**

« Il faut que les personnages soient attachants, que l'histoire soit amusante, prenante, que l'interprétation soit bonne, c'est toute une série d'alchimies. Il faut du talent. C'est le mystère de la création. » **Jean-Luc Azoulay**

« Ah vous voulez le savoir hein !... et bien je ne les connais pas ! Ce que je sais c'est qu'une série est un 4 × 100 mètres. En athlétisme, on doit être les plus rapides possible, les plus précis possible, et passer le bâton à son partenaire le plus rapidement possible. Dans une série c'est l'écriture qui transmet à la réalisation qui transmet aux comédiens qui transmet aux monteurs. Je pense que ces quatre ingrédients sont hyper-importants. Toutes les choses que j'ai réussi à faire, et qui ont marché, ont toujours commencé par l'écriture, ensuite la réalisation a amené quelque chose, les comédiens apportaient autre chose et le montage livrait le packaging final. C'est ça pour moi le truc magique, un relais avec des gens performants. Il faut cet esprit pour réussir. » **Alexandre Pesle**

« L'histoire, l'histoire, l'histoire et toujours l'histoire. Sans histoire, il n'y a pas de série. Tout passe par le scénario. » **Jean-Michel Albert**

« Un univers maîtrisé, des personnages qui subliment cet univers, des intrigues qui nous tiennent en haleine et qui nous surprennent. » **Anne Santa Maria**

« Une bonne série, c'est une série qui accroche, qui est regardée, qui fidélise, qui secoue le spectateur et qui continue à surprendre après plusieurs saisons. L'intrigue, l'exploration de personnages... Il faut que ce soit couillu, clivant, il ne faut pas avoir peur de laisser des gens sur le carreau, il faut que ce soit drôle avec de vrais enjeux humains. » **Jacky Ido**

« Tout d'abord, il faut un univers et des personnages forts. Il est nécessaire également d'avoir une matière qui permette l'exploration de cet univers et de ces personnages au long cours. La pertinence de la sérialité ! » **Xavier Matthieu**

Tableau d'aide financière pour l'ADAMI

VOTRE PROJET	Production WEB
	Web-série avec première diffusion sur le web

VOUS	POUR FAIRE UNE DEMANDE VOUS DEVEZ ÊTRE
	Une structure de droit privée dotée d'une personnalité morale (association, SARL, EUR...) et munie d'un code APE (NAF) en rapport avec le champ artistique.

DIVERS	LES DÉLAIS MINIMUMS À RESPECTER POUR SOUMETTRE VOTRE DEMANDE
	1 mois au plus tard avant le 1er jour de tournage
	LE MONTANT MAXIMUM QUE VOUS POUVEZ DEMANDER
	80 % maximum des salaires TTC artistes-interprètes à l'écran (hors figurants) avec une aide maximale de 25 000 €

LES MINIMAS	DURÉE
	Pas de limite
	NOMBRE D'ARTISTES INTERPRÈTES MINIMUM
	3 sur l'ensemble de la série, hors figurants

LES OBLIGATIONS	LES OBLIGATIONS DIVERSES
	Barèmes de la CC télévision (y compris les répétitions)
	Engagement des interprètes : cf contrat proposé par l'Adami
	15 % minimum d'apport du producteur
	Les aides sont limitées à 3 par structure sur une année civile

La demande est portée ou co-produite majoritairement par une chaîne de télévision, un Centre Chorégraphique National, un Centre Dramatique National, une collectivité publique, une association départementale, régionale (type ADIAM...) ou municipale et toutes structures assimilées + Vidéo clip, émission télé, DVD, documentaire

Les critères et obligations à respecter lors d'une demande d'aide financière pour l'audiovisuel

Les séries qui ont marqué l'histoire

Voici le classement des séries qui ont marqué l'histoire du petit écran grâce à leur longévité.

1. *Haine et Passion*

Haine et Passion (ou *Guiding Light* en version originale), c'est 15 762 épisodes et 56 saisons diffusées de 1952 à 2009 sur la chaîne américaine CBS. Si on calcule bien, ça fait 57 ans d'existence… Record absolu !

2. *Des jours et des vies*

Numéro 2 sur le podium… *Des jours et des vies* est le deuxième feuilleton américain le plus ancien toujours en production. Diffusée sur NBC depuis novembre 1965, la série compte 12 000 épisodes répartis sur 47 saisons.

3. *Les Feux de l'amour*

The Young and the Restless (littéralement « Les jeunes et les agités ») est à ce jour le troisième plus long *soap*, toujours en production de l'histoire de la télévision. La série compte environs 12 000 épisodes !

4. *Amour, gloire et beauté*

The Bold and the Beautiful (littéralement « Audace et Beauté ») a vu le jour en mars 1987 sur CBS aux États-Unis, et est toujours en production.

5. *Doctor Who*

Sa particularité ? Être la plus longue série de science-fiction de tous les temps ! Après une première version comptant 679 épisodes (dont 255 en noir et blanc), *Doctor Who* a connu une suite en 2005.

6. *Lassie*

Cette série de 588 épisodes raconte les aventures d'une chienne courageuse et de ses maîtres.

7. *Les Simpson*

Si je vous dis : « Oh ! Un donut ! », forcément, vous pensez à Homer ! Depuis 26 ans, les aventures de Marge, Homer et de leurs trois enfants font rire le monde entier ! Elle a été désignée comme « Meilleure série télévisée du XXᵉ siècle » par *Times Magazine* en 1999. *Les Simpson* ont d'ailleurs une étoile sur le *walk of fame* d'Hollywood !

8. *Dallas*

Son fameux univers impitoyable a duré treize années ! Le succès a été tel qu'en juin 2012, soit 21 ans après la fin de la série, une suite de dix épisodes a vu le jour.

9. *New York, police judiciaire*

Qui n'a pas entendu un jour cette phrase : « Dans le système pénal américain, le ministère public est représenté par deux groupes distincts, mais d'égale importance : la police, qui enquête sur les crimes, et le procureur, qui poursuit les criminels. Voici leurs histoires. » La série *Law and Order* en anglais compte 456 épisodes.

En France, certaines séries rivalisent avec les séries américaines ! C'est le cas des *Mystères de l'amour* crée par Jean-Luc Azoulay qui en douze saisons accumulent plus de 250 épisodes et qui est toujours en production. La série *Sous le soleil* de son côté atteint 480 épisodes en quatorze saisons. La suite de la série intitulée *Sous le soleil de Saint-Tropez*, n'a quant à elle pas rencontré le même succès et s'est arrêtée au bout de deux saisons. Enfin, *Plus belle la vie* et ses douze saisons totalisent 4 000 épisodes !

Les salons des séries à ne pas manquer

Pour les sériephiles passionnés et curieux, de nombreux festivals existent uniquement sur le thème des séries !

Festival Totally Serialized

Le festival Totally Serialized a été créé en 2011. Il se déroule à Londres et il est organisé par l'Institut français. L'objectif est de promouvoir les séries françaises en Angleterre.

Pour plus de renseignements : *www.institut-francais.org.uk/totally-serialized/*

Festival Séries Mania

Le festival Séries Mania a été créé en 2009. Il se déroule à Paris et récompense les meilleures séries télévisées nationales et internationales. Le festival est ponctué de thématiques, de rencontres, de débats, de tables rondes et de projections.

Pour plus de renseignements : *www.series-mania.fr*

Festival de télévision de Monte-Carlo

Le festival de télévision de Monte-Carlo a été créé en 1961 par le prince Rainier III de Monaco. Ce festival récompense les meilleures productions télévisuelles internationales avec florilège de stars du petit écran à la clé ! Chaque année plus de 30 pays sont représentés.

Pour plus de renseignements : *www.tvfestival.com*

Salon des séries et du doublage

Le salon des séries et du doublage a été créé en 2003 et se déroule en général à l'automne. En 2015, innovation avec « Le Printemps des séries et du doublage ». Rencontres, découvertes, débats sont au programme de ce salon.

Pour plus de renseignements : *www.serialement-votre.fr*

Festival Tous Écrans

Le festival Tous Écrans/Geneva International Film Festival a été créé en 1995. Il explore les liens entre le cinéma, la télévision et les nouvelles formes de créations. L'idée qui est mise en avant repose sur le fait que les auteurs sont au cœur de la création et que les écrans nourrissent leur façon de voir le monde.

Pour plus de renseignements : *www.tous-ecrans.com*

Festival Séries Séries

Le festival Séries Séries a été créé en 2012 et se déroule à Fontainebleau début juillet. Pendant 3 jours, 15 séries européennes inédites ou familières sont projetées et expliquées par leurs équipes au complet. Coulisses, débats et projections sont au programme.

Pour plus de renseignements : *www.serieseries.fr*

Festival de la fiction télé de La Rochelle

Le festival de la fiction télé de La Rochelle a été créé en 1999 et se déroule chaque année au mois de septembre. Il récompense les œuvres de fiction francophones et internationales. De 1999 à 2006, il avait lieu à Saint-Tropez et il s'est installé depuis 2007 à La Rochelle.

Pour plus de renseignements : *http://www.festival-fictiontv.com*

Le Marseille Web Fest

Le Marseille Web Fest a été créé en octobre 2011. Ouvert à tous et entièrement gratuit, ce festival propose sur 2 jours la projection sur grand écran d'une sélection internationale d'une vingtaine de séries digitales. Il permet également aux visiteurs de rencontrer des professionnels internationaux de l'audiovisuel et du multimédia ou encore de participer à des conférences liées à l'actualité et au développement des Web-séries.

Pour les globe-trotters sériephiles, il y a des Web fest dans le monde entier... Montréal, Toronto, Liège, Los Angeles... vous n'aurez que l'embarras du choix !

Pour plus de renseignements : *www.marseillewebfest.com/fr/page-d-exemple/*.

Liste des Web-Fest non exhaustive !

Montréal : *http://webfestmontreal.ca/accueil/*

Toronto : *http://www.towebfest.com*

Liège : *http://liegewebfest.be*

Vancouver : *http://www.vancouverwebfest.com*

Los Angeles : *http://www.lawebfest.com*

Melbourne : *http://www.melbournewebfest.com*

Austin : *http://www.austinwebfestival.com*

Miami : *http://miamiwebfest.com*

San Francisco : *http://sfwebfest.com*

New York : *http://nycwebfest.com*

Seattle : *http://seattlewebfest.com*

Berlin : *http://www.webfest.berlin*

Hollywood : *http://www.hollywebfestival.com*

Rio : *http://www.riowebfest.net*

Suisse : *http://www.swisswebprogramfestival.com*

Abidjan : *http://africawebfestival.com/index.php*

Rome : *http://www.romawebfest.it/rwf/*

Bilbao : *http://www.bilbaowebfest.com*

Tijuana : *http://www.bajawebfest.com*

Corée : *http://kowebfest.blogspot.fr*

Trois questions à Jean-Michel Albert, président du Marseille Web Fest

Comment est né le Marseille Web Fest ?

J'ai eu l'idée en 2009 de créer un festival Web. Je suis parti à Los Angeles car là-bas Michael Ajakwe Jr. avait déjà créé un premier Web Fest. On s'est rencontré et après leur première édition, on a décidé de créer une édition en Europe, à Marseille. C'était en 2011.

Avez-vous remarqué une évolution dans la qualité des Web-séries ces dernières années ?

En 2009-2010, lorsqu'on a réfléchi à créer un festival Web, les gens nous regardaient bizarrement, surtout en

136

France. Personne ne savait vraiment ce qu'était une Web-série, il n'y avait pas de modèle économique... Pour les professionnels, le terme Web-série signifiait juste des copains qui se font plaisir et qui font un film avec leur téléphone, leur tablette ou leur caméra pour le diffuser sur Internet car c'est facile ! Aujourd'hui, les professionnels sont intéressés par les séries digitales ! Entre 2011 et 2015, on a vu, grâce au festival, une vraie évolution dans ce qui était proposé. Dans la compétition on a pu voir qu'au tout début les séries étaient surtout créées de manière indépendante, tandis qu'aujourd'hui, avec le développement de toutes les chaînes et plateformes sur le Net, les contenus proviennent de studios, de chaînes de télé françaises et européennes et elles sont beaucoup plus professionnelles. La qualité n'est donc plus la même.

Quel est l'objectif du Marseille Web Fest ?

Notre but est de permettre aux séries d'avoir un lieu pour concourir. Il n'y a pas en France un festival autour du Web et du digital. On est les premiers ! On essaye également au niveau du festival de changer les choses, de montrer aux décideurs que les talents sont dans ce festival. L'objectif est d'être un incubateur de talents. On a créé avec Telfrance une résidence d'écriture qui permet aux auteurs européens et du bassin méditerranéen de se retrouver avant le festival pendant une semaine pour développer leurs projets. Ils sont encadrés de *showrunners* et de professionnels.

Remerciements

Un grand merci à tous les intervenants…

À *Roméo Sarfati*, qui m'a parlé de son métier de manière passionnée. À *Jean-Luc Azoulay*, qui a répondu aux questions depuis Saint-Martin, entre deux baignades ! À *Antoine Disle*, fraîchement revenu de Pologne, préparant son déplacement à Berlin, qui a pris le temps de m'accueillir dans ses locaux. À *Magalie Madison*, qui m'a reçue dans son jardin, accompagnée de son petit chien ! À *Hervé Hadmar*, qui a fait l'interview en plein tournage d'une mini-série en Belgique. À *Alexandre Pesle,* qui n'a pas hésité une seconde à participer à ce livre lorsque je le lui ai proposé… À *Jacky Ido* qui est venu spécialement de Los Angeles pour répondre aux questions… dans un taxi (véridique !). À *Jean-Michel Albert* qui m'a fait découvrir son festival Web sous le soleil de Marseille. À *Anne Santa Maria* qui m'a gentiment insérée dans son planning overbooké. À *Xavier Matthieu* qui s'est rendu disponible pour partager la vision de son métier.

Merci beaucoup.

À Eddy Murté pour son soutien et son amour.

À Annie de Falchi et Pierrette Soliman pour leurs conseils et leurs relectures !

À Élodie Bourdon pour sa bienveillance et sa patience. Sans elle, il n'y aurait pas eu ce livre.

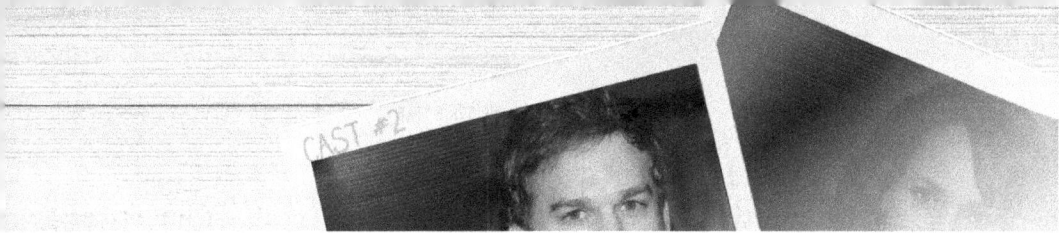

Lexique

Acte – Chaque scénario est écrit en plusieurs actes. Il y a en général 3 actes, parfois plus. Ce sont des parties dans lesquelles le ou les personnages évoluent et tentent d'atteindre leurs objectifs. Le 1er acte correspond à l'exposition, c'est une sorte d'introduction. Le 2e acte est le développement. Le 3e acte est la résolution avec l'atteinte ou non de l'objectif des personnages.

Arche narrative – Une arche narrative est la métaphore du trajet du personnage. C'est la trajectoire entre le point de départ du personnage, au début de l'histoire et son point d'arrivée. Il y a une arche par personnage et par saison. Les arches narratives concernent les séries feuilletonnantes. Dans une série bouclée on ne parle pas d'arche. C'est un document qui se fait en atelier et qui est réalisé par plusieurs scénaristes. Ce travail dure environ entre trois semaines et un mois.

Backstory – C'est la description du passé du personnage. C'est ce qui s'est passé avant que l'intrigue ne commence. Il est indispensable de la connaître pour chacun de vos personnages. Les producteurs en raffolent !

Binge watching – Expression utilisée aux États-Unis par les sériephiles. *Binge* signifie excès et *watching* regarder. C'est le visionnage de plusieurs épisodes d'une même série, voire d'une saison entière en continu. On utilise le terme « marathon » en français.

141

Caractérisation – Mise en valeur des personnages. Il est important de bien définir les personnages pour la construction du récit et sa cohérence.

Cliffhanger – Littéralement suspendu à la falaise, le *cliffhanger* est une fin ouverte qui crée un fort suspense pour les téléspectateurs. On parle de *cliffhanger* quand un épisode s'achève avec une révélation forte ou montrant un personnage confronté à une situation difficile, périlleuse, et qui trouvera sa résolution dans le prochain épisode. Aux États-Unis, chaque acte dans un même épisode se termine par un mini *cliff* pour inciter les téléspectateurs à rester après les pages publicitaires.

Climax – C'est le point d'intensité le plus fort d'un récit. C'est le moment culminant de l'histoire où la tension est à son comble, juste avant le dénouement.

Conflit – C'est l'opposition entre l'objectif du héros et les obstacles qui empêchent la réalisation de l'objectif.

Deus ex machina – Élément inattendu et souvent injustifié qui aide le héros à surmonter les obstacles et à atteindre son objectif. C'est à éviter.

Diégèse – Le temps dans lequel se déroule l'histoire.

Élément déclencheur – C'est un élément nouveau qui fait face au personnage. Cet élément donne un objectif au personnage.

Enjeu – L'enjeu représente ce que le protagoniste gagne ou perd selon le résultat de l'objectif.

Épisode – Une série est composée de plusieurs épisodes. C'est un segment de l'histoire qui mis bout à bout constitue une saison. Chaque épisode de la série est composé d'un début, d'un milieu et d'une fin. Dans les séries feuilletonnantes, un épisode peut s'achever sur un *cliffhanger* ; la résolution se fera dans l'épisode suivant. Les épisodes sont diffusés à intervalles réguliers, de manière quotidienne ou hebdomadaire. En France, il est souvent fréquent d'avoir deux, voire trois épisodes de la même série diffusés à la suite.

Establishment shot – Un *establishment shot*, est un plan large en extérieur d'un lieu, aussi appelé *esta, buty, dallas*. Le terme *dallas* fait référence à la série du même nom qui avait pour habitude de faire des plans extérieurs des magnifiques maisons avant chaque nouvelle séquence.

Fil à fil – À mi-chemin entre le synopsis et le séquencier, le fil à fil résume en une phrase chaque séquence. Ça indique la structure de l'épisode.

Gimmick – C'est un procédé présent dans chaque épisode qui permet une identification rapide concernant un personnage. Il peut être visuel (gestes, comportement), sonore, ou scénaristique (dialogues, histoire). Un exemple de procédé scénaristique serait le document qui s'autodétruit dans le dessin animé *Inspecteur Gadget*. Un exemple de procédé visuel serait la voiture et l'imperméable de *Columbo* directement identifiables ! Quant au gimmick sonore, pensons au bruit de clochettes qui accompagne le nez de Samantha dans *Ma sorcière bien aimée*, dès qu'elle utilise la magie.

Guest star – C'est la venue exceptionnelle d'une personnalité en général célèbre qui interprète un rôle dans un ou plusieurs épisodes d'une série. Les guests surprennent les téléspectateurs, ajoutent du piment à l'épisode et augmentent l'audience ! Pensez-y pour vos séries !

Intrigue – C'est un problème à résoudre pour un personnage dans la réalisation de son objectif.

Intrigue bouclée – C'est une intrigue qui est résolue à la fin de l'épisode. C'est souvent le cas dans les séries policières et les *sitcoms*.

Intrigue feuilletonnante – C'est une intrigue qui n'est pas résolue à la fin de l'épisode et qui va durer sur plusieurs épisodes voire une saison ou plus. C'est le cas des soaps comme *Les Feux de l'amour*. Aujourd'hui, les narrations sont plus complexes et mélangent intrigues bouclées et feuilletonnantes, ce qui crée de la richesse et font que les séries sont addictives.

Ironie dramatique – Ce que le public sait mais qu'un ou plusieurs personnages ignorent.

Lissage – Effectué par le directeur de collection, le lissage est une étape qui consiste à retoucher le scénario une fois écrit par un auteur.

Malédiction *Clair de lune* – Cette malédiction tient son nom de la série *Clair de lune* diffusée dans les années 1980 avec Cybill Shepherd et Bruce Willis dans les rôles principaux. Un détective et sa chef menaient des enquêtes tout en se tournant autour sans jamais passer à l'action. Les audiences se sont écroulées après la diffusion d'un épisode de la saison 3 qui montrait l'union physique des deux protagonistes, annihilant totalement la tension sexuelle qui tenait en haleine les téléspectateurs ! Ce phénomène est redouté par les scénaristes qui redoublent d'imagination pour l'éviter. On le voit dans *Friends* avec la relation entre Rachel et Ross. Faut-il toujours donner à l'audience ce qu'elle souhaite, ce qu'elle attend ?

Mockumentary – C'est un faux documentaire, une parodie. C'est une fiction qui emprunte le genre et les codes du documentaire avec l'utilisation de sous-genres comme le drame, la comédie, le reportage, etc.

Network – Mot utilisé aux États-Unis qui signifie le câble. « A & E », « FX » ou encore « SyFy » sont des *Networks*.

Objectif – Le but du héros, ce pourquoi il va se surpasser. C'est la quête que le personnage se fixe en début d'épisode et qu'il s'efforcera d'atteindre.

Obstacle interne – Ce sont les défauts, phobies, failles, complexes ou peurs du héros qui vont contrecarrer la réalisation de son objectif, de manière consciente ou inconsciente.

Obstacle externe – Ce sont les principaux événements et/ou personnages qui vont empêcher la réalisation de l'objectif du héros.

Pilote (également appelé *series premiere*) – C'est le premier épisode d'une série qui met en place le contexte, les personnages et leurs objectifs. Le pilote est en général réalisé par le *showrunner*. Aux États-Unis, les producteurs tournent toujours un pilote, pendant la *pilot season* c'est-à-dire aux alentours d'avril/mai, pour permettre de donner aux chaînes une idée de ce à quoi ressemblera leur série. C'est une étape décisive. Si le pilote séduit la chaîne, la saison entière est commandée. À l'inverse, beaucoup de séries ne verront jamais le jour après le pilote. Il s'agit en général du premier épisode de la série, mais ce n'est pas une règle absolue. Entre un pilote et la série, des changements de casting peuvent avoir lieu. En France, les budgets ne permettent pas de tourner des pilotes en amont.

Pitch – Court résumé qui raconte le projet de manière vendeuse et accrocheuse.

Préparation/paiement – C'est un procédé qui consiste à mettre en valeur un élément (préparation) qui aura une importance par la suite (paiement).

Saison – La saison est constituée d'un nombre précis d'épisodes tournés au même moment puis diffusés. Une saison aux États-Unis s'étend de septembre à mai avec une pause en novembre/décembre. Suivant la chaîne, le pays et les moyens, une saison ne contient jamais le même nombre d'épisodes.

Season finale – Expression utilisée aux États-Unis. C'est l'épisode final d'une saison. Il ne marque pas obligatoirement la fin définitive de celle-ci. Le *season finale* se termine en général sur un cliffhanger.

Season premiere – Expression utilisée aux États-Unis. C'est le premier épisode de la saison. Le *season premiere* résout le *cliffhanger* du *season finale* précédent dans le cas d'une 2ᵉ saison. Après avoir résolu le *cliff* de la saison précédente, l'autre objectif d'un *season premiere* est d'augmenter ses téléspectateurs. Ça se fait avec l'arrivée de nouveaux personnages, de nouveaux enjeux ou de redémarrage complet. C'est le cas dans *Homeland*, ou la 3ᵉ saison aurait pu être la dernière saison. La 4ᵉ saison redémarre sur une histoire et des intrigues vraiment nouvelles.

Séquence – Étape du récit qui obéit à une unité de temps, de lieu et d'action. Un scénario est composé de plusieurs séquences.

Séquencier – Étape qui précède la rédaction du scénario. Le séquencier présente un descriptif de l'histoire de l'épisode organisé séquence par séquence. Il ne comporte pas de dialogue. Le séquencier révèle la construction dramatique de l'épisode. Il vaut mieux réécrire plusieurs fois le séquencier que le scénario dialogué.

Série – Une œuvre de fiction télé, un rendez-vous quotidien, composé de plusieurs parties d'une même durée appelées épisodes. Le lien entre les épisodes est en général fait grâce aux personnages, à l'histoire ou au thème.

Série chorale – Série dont les héros sont un groupe de personnages et non un personnage seul ou un duo. Par exemple *Game of Thrones, Urgences, Friends…* Les Américains utilisent le terme *ensemble show*. Dans une série chorale, les personnages ont des lignes dramatiques aussi importantes les unes que les autres.

Series finale – Expression utilisée aux États-Unis. C'est l'épisode final d'une série. Souvent pensé dès le départ, c'est un épisode qui donne toutes les clés aux fans et qui leur permet de dire au revoir à leurs personnages. Certains *series finale* n'ont pas manqué de faire réagir comme celui de *Lost* ou de *Dexter*.

Series premiere – Expression utilisée aux États-Unis. C'est le premier épisode d'une série, c'est donc le pilote.

Spin-off – Traduit par « série dérivée » en français. Le *spin-off* est une nouvelle série basée soit sur un personnage d'une série existante qui cartonne, soit sur un concept ou un thème. Par exemple, le personnage de Addison Montgomery dans *Grey's Anatomy* a obtenu sa série intitulée *Private Practice*. Les deux séries se déroulent dans l'univers médical, le spin off est basé sur un personnage. Dans *Les Experts*, c'est le concept qui est repris, tandis que dans *Fear the Walking Dead*, c'est le thème des zombies qui prime, *spin off* de *The Walking Dead*.

Tagline – Slogan commercial qui trône sur les affiches.

« Dans une France occupée, il faut savoir trancher. » *Inglorious Basterds*

« 5 bonnes raisons de rester célibataire ! » *4 mariages et 1 enterrement*

« Un enfant c'est le début du bonheur. Un prénom c'est le début des emmerdes » *Le Prénom*

« Même les petits poissons ont de gros sushis. » *Gang de requins*

Teaser – C'est un prologue accrocheur qui lance l'épisode. C'est synonyme de pré-générique.

Titre – Mot, expression ou phrase qui sert à désigner un écrit. Il est important de définir le titre de votre série car il identifie le projet et d'une certaine manière fait également parti du concept.

Traitement – C'est un texte qui résume chaque scène dans l'ordre du récit et qui décrit toutes les actions. C'est un scénario sans dialogue, dernière étape avant l'écriture de la continuité dialoguée, donc du scénario.

Index des séries citées

3 fois Manon 13
21 Jump Street 40
24 heures chrono 40
30 Shekels per Hour 43

A

À la Maison-Blanche 18
Alfred Hitchcock Presents 38
Alias 46
Ally McBeal 16
American Horror Story 13
Amour, gloire et beauté 132
Arab Labor 43
Au-delà des murs 13, 71
Au nom de la vérité 13, 125
Avocats et associés 17

B

Babylon 41
Backstrom 65
Badher 67
Bait 23
Bastards 42
Bates Motel 33
Belphégor 13

Be Tipul. Voir In Treatment
Beverly Hills 15
Black Mirror 40-41
Blague à part 15
Bnei Arouba. Voir Hostages
Bob l'éponge 16
Borgen 44-45
Braquo 32, 35
Breaking Bad 53, 65-66
Bref 15, 33
Broadchurch 41
Broen 44
Bron 35

C

Caméra Café 15, 18, 90
Chapeau melon et bottes de cuir 40
Chefs 13, 94
Clair de lune 144
Clem 12
Columbo 14, 18, 55, 143
Commander in Chief 18
Crossing Lines 34
CSI Cyber 18

D

Dallas 39, 133
Dawson 17
Des jours et des vies 132
Desperate Housewives 16, 58
Dexter 146
Dig 42
Doctor Who 19, 40-41, 132
Dora 16
Dora l'exploratrice 11
Downton Abbey 40-41, 53, 70
Dr House 18, 54, 65
Drop Dead Diva 14, 17

E

Empire 19, 53, 74, 85-86, 96,
   114, 117
Engrenages 32, 36, 63
Esprits criminels 34-35

F

Face au doute 13
Fais pas ci, fais pas ça 32
Family Guy 16
Fargo 39
Fear the Walking Dead 20, 146
Femmes de loi 21
Frères d'armes 17
Friends 15, 40, 59, 74, 144,
   146

G

Game of Thrones 36, 59, 146
Glee 74
Grey's Anatomy 12, 14, 18, 61,
   63, 75, 96, 146
*Guiding Light. Voir Haine et
   Passion*

H

H 15, 20, 88, 90, 94, 120
H + 23
Haine et Passion 132
Hannibal 39, 63
Hatufim. Voir Homeland
Hélène et les Garçons 47
Heroes 16, 39
Hill Street Blues 18
Hogan's Heroes 17
Homeland 42, 145
Hostages 43
*How to Get Away with
   Murder* 17, 19, 59, 61
Humans. Voir Real Humans

I

I Love Lucy 15, 37
Inspecteur Gadget 143
In Treatment 42
I, Spy 38
iZombie 20

J

Janique Aimé 13
Jo 33
Joséphine ange gardien 64
Jour polaire/midnight sun 35
Julie Lescaut 14

L

La Minute vieille 15
La Skizz Family 24
Lassie 132
Le Bureau des légendes 46
Le Cosby Show 19
Le jour où tout a basculé 13
Le jour où tout à basculer 125

Le Miel et les Abeilles 47
Le Miracle de l'amour 47
Le Prince de Bel-Air 15, 19
Le Rebelle 64
Le Saint 40
Les Borgias 17, 33-35
Les Experts 18, 40, 54, 146
Les Feux de l'amour 15, 132, 143
Les Hommes de l'ombre 18
Les Mystères de l'amour 47, 133
Les oiseaux se cachent
    pour mourir 13
Les Oubliés 72
Les Revenants 19, 32-33
Les Simpson 16, 39, 133
Les Sopranos 39, 45-46, 54, 57
Les Témoins 32-33, 71-72
Les Tudors 17
Le Transporteur 33
Le Visiteur du futur 24
Licence pour éduquer 32
Lilyhammer 45
Lost 33, 46, 58, 146

M

Marco Polo 36
M*A*S*H 17
Ma sorcière bien aimée 143
Ma sorcière bien-aimée 110
Melrose Place 15
MI-5 35
Millenium 43
Minority Report 18, 39
Modern Family 54, 61
Mom and Dads 43
Monk 65
Mortus Corporatus 24, 26

N

Navarro 14
Nevelot. Voir Bastards
New York, police judiciaire 133
Nip/Tuck 39
Noob 24-25
Nos chers voisins 33

O

Occupied 34
Odysseus 34
Olive et Tom 11, 24
Orange is the New Black 53, 64
Osmosis 21
Oui-Oui 11, 16

P

Palmcakes 24
Pan Am 70
Panthers 35
Papa Schultz 17
Peaky Blinders 41
Peppa Pig 11
Person of Interest 46, 70
Petits secrets entre voisins 125
Pigalle la nuit 71
Pigalle, la nuit 71
PJ 46
Plus belle la vie 15, 36, 133
Police judiciaire 18
Powers 17, 39
Premiers Baisers 67
Preuve à l'appui 33
Private Practice 146

R

Real Humans 44-45
Real Husbands of Hollywood 58

Reborn 39
Reign 17
RIS police scientifique 21
Rome 17, 136

S

Salut les Musclés 47
Santa Barbara 39
Scandal 18
Sense 8 40
Sex and the City 39
Sherlock 41
Siberia 16
Signature 71-72
Six Feet Under 75
Smallville 16
Sous le soleil 59, 133
Sous le soleil de Saint-Tropez 133
South Park 16, 39
Spiral. Voir Engrenages
Spotless 35
Star Trek 19, 38
Supergirl 39
Superman 17

T

Taxi Brooklyn 33, 36-37
Templeton 19
The 100 63
The Bold and the Beautiful.
    Voir Amour, gloire et beauté
The Bridge 44
The Driver 41
The Honourable Woman 41
The Incredible Hulk 39
The Killing 45
The Knick 53
The Last Ship 62

The Missing 41
The Practice 17
The Returned 19, 32-33
The Secrets 41
The Strain 17
The Village Green 23, 28
The Walking Dead 20, 146
The Young and the Restless.
    Voir Les feux de l'amour
The Young Pope 35
True Detective 13, 46
Tunnel 34-35, 44
Twin Peaks 40

U

Ugly Betty 16
Une famille formidable 12, 59
Un village français 32, 46
Urgences 14, 18, 40, 70, 121,
    146
Utopia 41

V

Veronica Mars 17
Versailles 17, 34-35
Vikings 41

W

Wayward Pines 40
Weeds 39
Wonder Woman 39

X

X-Files 19
XIII 34

Y

Yo soy Betty, la fea 16

Bibliographie

Ouvrages

CARRAZÉ Alain, *Les séries télé : l'histoire, les succès, les coulisses*, Paris, Hachette Pratique, 2007

FIELD Syd, *Screenplay, the Foundations of Screenwriting*, Dell Publishing, 1984

GROVE Elliot, *130 exercices pour réussir son premier film*, Paris, Eyrolles, 2013.

HUNT Robert Edgar, MARLAND John, RICHARD James, *Écriture de scénarios, les essentiels du cinéma*, Paris, Éditions Pyramyd, 2014.

PERRET Philippe et BARATAUD Robin, *Savoir rédiger et présenter son scénario*, Paris, Éditions Maison du Film court, coll. « Tournage », 1999.

ROTH Jean-Marie, *L'Écriture de scénarios*, Paris, Chiron, 2015

TRUBY John, *L'Anatomie du scénario : cinéma, littérature, séries télé* Paris, Nouveau Monde Éditions, 2010

Ressources Internet

Séries françaises

https://fr.petitsfrenchies.com/ces-series-francaises-qui-sexportent/

http://www.francetvinfo.fr/culture/tv/les-sept-series-made-in-france-qui-cartonnent-a-l-etranger_1002721.html

Séries américaines

http://www.agoravox.fr/culture-loisirs/culture/article/une-histoire-des-series-televisees-105886

http://rrca.revues.org/248

Séries anglaises

http://www.telerama.fr/series-tv/sept-nouvelles-series-anglaises-a-decouvrir,120737.php

http://www.allocine.fr/series/meilleures/pays-5004/

http://www.lexpress.fr/culture/tele/pourquoi-les-series-anglaises-sont-elles-les-meilleures_1615254.html

Séries israéliennes

http://www.latribune.fr/technos-medias/medias/israel-la-terre-promise-des-series-tv-474923.html

http://www.huffingtonpost.fr/sandrine-cohen/series-tele-israel_b_4956236.html

http://www.telerama.fr/series-tv/israel-terre-promise-de-la-serie-tele,97156.php

http://seriesblog.tv/les-series-tv-israeliennes-adaptees-aux-us/

Séries scandinaves

http://teleobs.nouvelobs.com/series/20150408.OBS6692/ces-heros-qui-viennent-du-froid.html

http://www.lefigaro.fr/culture/2012/04/17/03004-20120417ARTFIG00394-les-six-series-tv-nordiques-a-connaitre-absolument.php

http://www.allocine.fr/series/meilleures/pays-5061/

http://www.huffingtonpost.fr/sandrine-cohen/raisons-series-nordiques-meilleures_b_5548595.html

Ressources documentaires

Showrunners : The Art of Running a TV Show, documentaire réalisé par Des Doyle en 2014.

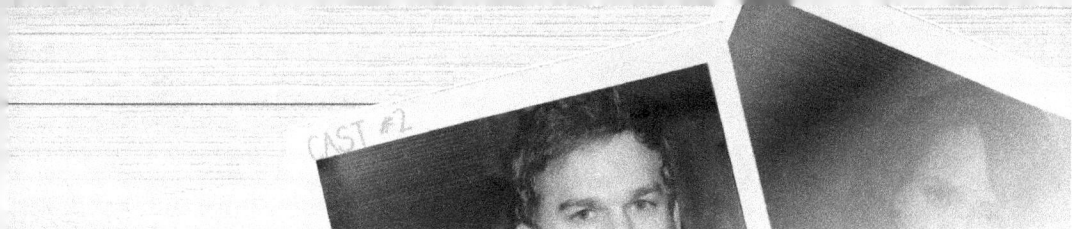

Table des entretiens

Rencontre avec Anne Santa Maria.. 21

Rencontre avec Antoine Disle 28

Rencontre avec Jacky Ido.. 36

Rencontre avec Jean-Luc Azoulay 47

Rencontre avec Roméo Sarfati.. 59

Rencontre avec Magalie Madison 67

Rencontre avec Hervé Hadmar 71

Rencontre avec Alexandre Pesle 90

Rencontre avec Xavier Matthieu 94

Trois questions à Jean-Michel Albert,
président du Marseille Web Fest.. 136

Table des matières

Quelques mots…...9

Chapitre 1 **La série télé dans tous ses états** 11

Qu'est-ce qu'une série télé ? 11

Feuilleton, *shortcom*, *sitcom*… les principaux types de série 13

    L'anthologie 13

    Le feuilleton télévisé 13

    La mini-série...13

    La *scripted reality* 13

    La série bouclée 14

    La série feuilleton..14

    La *shortcom*..14

    La *sitcom* 15

    Le *soap opera* 15

    La *telenovela* 15

Comédie, policier, aventure… les principaux genres de série.......16

    L'action/l'aventure...16

    L'animation..16

    La comédie...16

    Le dramatique...17

    Le fantastique 17

La guerre 17

L'histoire.. 17

Le judiciaire 17

Le médical 18

Le policier... 18

Le politique 18

Les *remakes* 18

La science-fiction 19

Le *show* ethnique 19

Le western 19

Le zombie 20

Le phénomène des Web-séries................................... 20

Qu'est-ce qu'une Web-série ? 20

Pourquoi un tel engouement pour les Web-séries ?............... 22

Studio 4, la plateforme de Web-séries gratuites de France Télévisions.. 22

CanalPlay, la plateforme digitale de Canal + ... 23

XTRA, la plateforme digitale de MyTF1 24

Les *success-stories* françaises 24

Comment financer une série digitale ? 25

La famille et les amis.. 25

Le *crowdfunding* 26

Le partenariat.. 26

Les prix et les subventions....................................... 26

Chapitre 2 **L'heure est à l'internationalisation !** 31

Les séries françaises qui s'exportent 31

La France se lance dans les coproductions.................... 33

La stratégie de TF1 33

La stratégie de Arte... 34

La stratégie de Canal + ... 34

La production de séries à l'étranger 37

Les États-Unis, pionniers en matière de séries 37

Pourquoi les séries anglaises cartonnent ? 40

L'émergence des séries israéliennes 42

Le succès grandissant des séries scandinaves 43

Directeur de collection, un *showrunner* à la française 45

Chapitre 3 **Les clés de la bible** 49

Qu'est-ce qu'une bible ? 49

La bible de présentation 50

La bible de tournage 50

La bible ou guide d'écriture 51

Les neuf parties qui composent la bible 51

Le concept 51

Comment passer du sujet au concept 53

Quelques exemples de concepts originaux 53

Comment rédiger le concept 54

La note d'intention 55

Les intentions de l'auteur 55

Les objectifs de la série 56

Les personnages 56

Les héros multiples 58

Le personnage principal 60

Quelles sont les différentes fonctions des personnages 61

La construction des personnages par archétype 62

La mode de l'anti-héros 65

Les arches narratives 68

Les éléments d'arches narratives 68

Comment élaborer les éléments d'arches narratives 69

L'arène 70

L'univers visuel et sonore 72

La réalisation 73

Les effets visuels : lumière/image 73

Le jeu des comédiens 73

Le son et la musique 74

La mécanique narrative 74

Le nombre d'intrigues par épisode 74

Le type d'intrigues 74

La hiérarchie entre les intrigues 74

Le teaser 75

Le cliffhanger 75

Les principes narratifs particuliers 75

Les *storylines* et/ou synopsis 75

Le pilote (en option) 76

Rappel des bases du scénario 77

La typographie d'un scénario 78

L'intitulé de séquence 78

La mise en page du scénario 79

Le scénariste n'est pas le réalisateur 80

L'écriture du montage parallèle 81

Les personnages dans le scénario 82

Les fonctions des didascalies 82

Les dialogues 83

Les fonctions du dialogue 84

La dramaturgie du scénario en 3 actes 84

Exemple de présentation d'un scénario 89

« Pitcher » son projet de bible devant un producteur 91

Le squelette du pitch 92

Sauvegarder le projet 95

Un dernier mot 95

Chapitre 4 **Votre boîte à outils** 97

Fiche de lecture pour évaluer votre bible ou votre pilote 97

Trois fiches pour vous aider dans la rédaction de vos personnages ...100

    Première fiche 100

    Deuxième fiche 102

    Troisième fiche.. 106

Les questions pour vous aider à connaître vos personnages......... 107

    Le personnage et sa famille... 107

    Le personnage et son rapport au monde.......................... 107

    Le personnage et ses relations... 107

    Le personnage et sa vie.. 108

    Le personnage et son look 108

    Le personnage et sa voix... 108

    Le personnage et sa psychologie 108

    Le personnage et son but.. 109

Tableau des relations entre personnages 110

Tableau des personnages stéréotypes (dans le cas d'une *sitcom/
shortcom*) 113

Flèche des éléments d'arches par personnage 114

Tableau des éléments d'arches par épisode................................ 117

Tableau des intrigues par épisode... 119

Structure d'un épisode de *H* 120

Éléments pour écrire un épisode de *scripted reality*..................... 125

Les ingrédients d'une bonne série par ceux qui les font............. 129

Tableau d'aide financière pour l'ADAMI 131

Les séries qui ont marqué l'histoire 132

Les salons des séries à ne pas manquer...................................... 134

Remerciements 139

Lexique...141

Index des séries citées 149

Bibliographie 153

Ouvrages 153

Ressources Internet.. 153

    Séries françaises.. 153

    Séries américaines 154

    Séries anglaises.. 154

    Séries israéliennes.. 154

    Séries scandinaves 154

Ressources documentaires... 154

Table des entretiens 155

www.ingramcontent.com/pod-product-compliance
Lightning Source LLC
Chambersburg PA
CBHW071845200326
41519CB00016B/4252